1メニュー1分、

猛獣ストレッチ

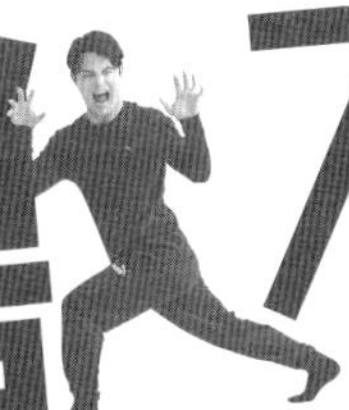

BEAST STRETCH

てぃ先生・著

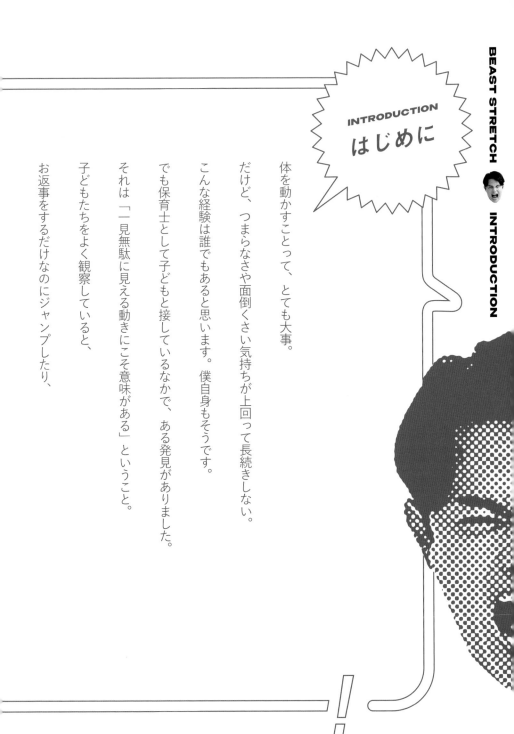

INTRODUCTION はじめに

体を動かすことって、とても大事。

だけど、つまらなさや面倒くさい気持ちが上回って長続きしない。

こんな経験は誰でもあると思います。僕自身もそうです。

でも保育士として子どもと接しているなかで、ある発見がありました。

それは「一見無駄に見える動きにこそ意味がある」ということ。

子どもたちをよく観察していると、

お返事をするだけなのにジャンプしたり、

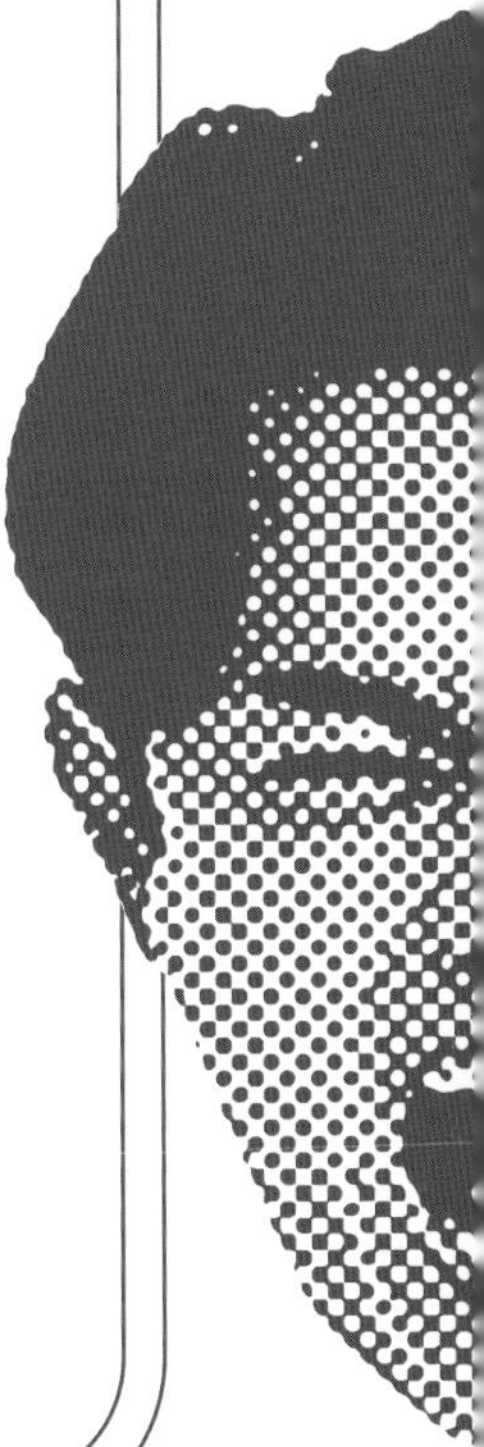

求められていないのに急に「みて！」とブリッジを披露したり、
少しでも退屈になればその場でクルクル回ったりしています。
「何でそんな不必要なことを……」と思うかもしれませんが、
あれこそが子どもの健康維持、ひいては心身の成長につながっていたんです。

大人になると何に対しても意味を求めるようになります。
だから物事がどんどん面倒くさくなるし、つまらなくなるのではないでしょうか。

この「猛獣ストレッチ」は、そんな状況から抜け出すのに最適な
無駄が多いから楽しい、一番効く運動です。
「深呼吸！」なんて意識しすぎず、代わりに楽しく吠えましょう！

ガオー

CONTENTS

1メニュー1分、
猛獣ストレッチ　目次

目的別ストレッチメニュー

監修:小林竜一(パーソナルトレーナー)
デザイン:mashroom design
写真:杉田裕一
イラスト:シンクロナス編集部
モデル協力:利倉易子、當麻京子、村越あい花

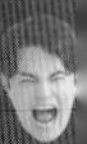

猛獣ストレッチってなんだ？

WHAT'S A BEAST STRETCH?

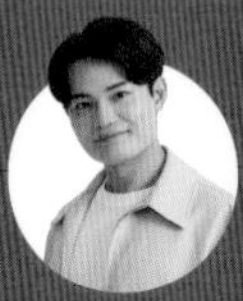

てぃ先生

無駄が多いから楽しい、一番効く運動が「猛獣ストレッチ」。
猛獣の特徴的な動作を真似して体を動かし、
「ガオー」の呼吸で締めます。元オリンピック選手でもある
パーソナルトレーナーの小林竜一さんに監修をお願いしました！

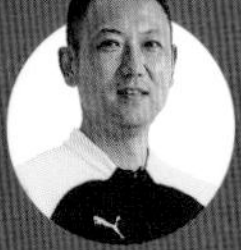

パーソナル
トレーナー
小林竜一

猛獣の動きは「筋肉の伸び（ストレッチ）」と「筋肉の縮み
（トレーニング）」がすごく表現しやすいですね。

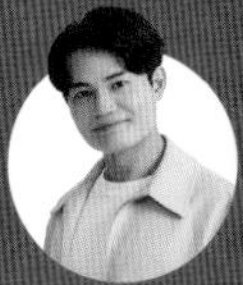

無駄に見える動きにこそ、
猛獣のスゴさの秘密が隠されています！

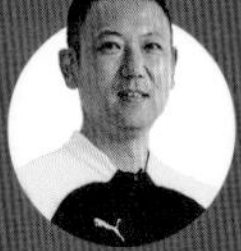

そうですね。何より楽しくできて続けやすいですから、
子どもから高齢の方まで取り組みやすい運動になっています。

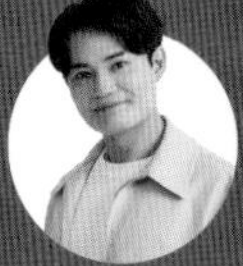

それに、「ガオー」の呼吸はとっても気持ちいいです！

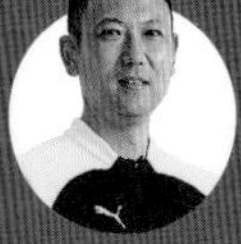

「ガオー」でしっかり息を吐けますね。
運動中は呼吸が止まらないようにすることが大事です。
鼻から大きく息を吸って、「ガオー」と言いながら息を吐きましょう。

PROFILE

小林竜一：1976年11月23日生まれ。鳥取県鳥取市出身。2006トリノオリンピック、2010バンクーバーオリンピックでボブスレー競技・日本代表として出場。現在はサッカー日本代表・遠藤航や冨安健洋らのパーソナルトレーナーを務める。

猛獣ストレッチの特徴

FEATURES OF BEAST STRETCH

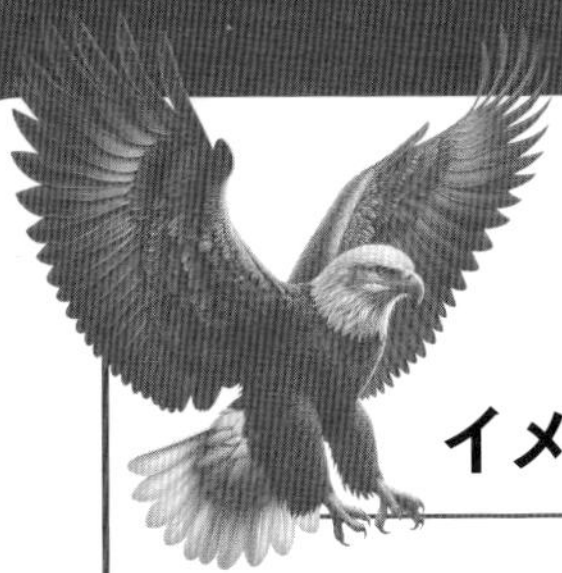

1

イメージが湧きやすい
動物の動き！

2

1メニュー1分、
続けるのが簡単！

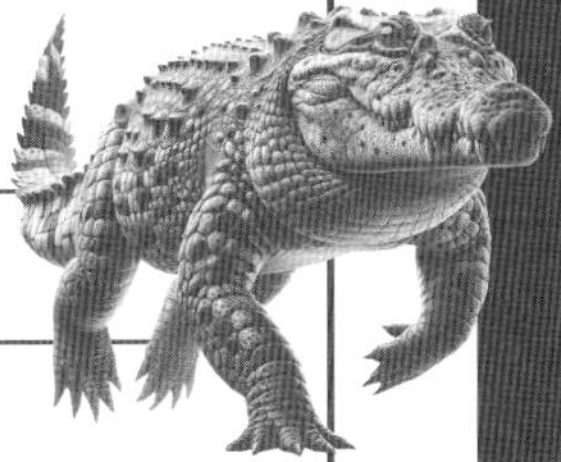

3

15の目的別メニューもあり！

4

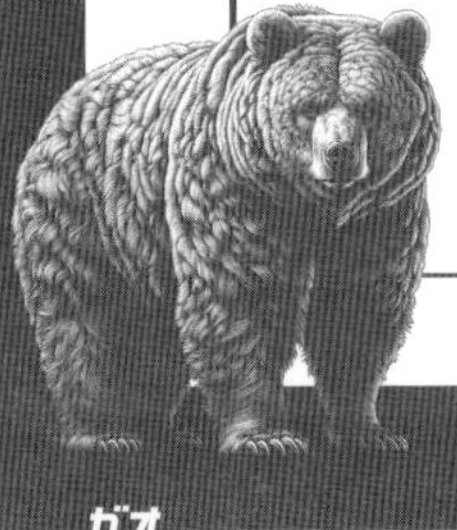

「ガオー」と吠えて腹式呼吸！

この本の使い方

HOW TO USE THIS BOOK

(猛獣別ストレッチ方法)

1 ストレッチの効果や意識するポイント、動きの順番をチェックしよう

2 「ガオー」の呼吸を忘れずに

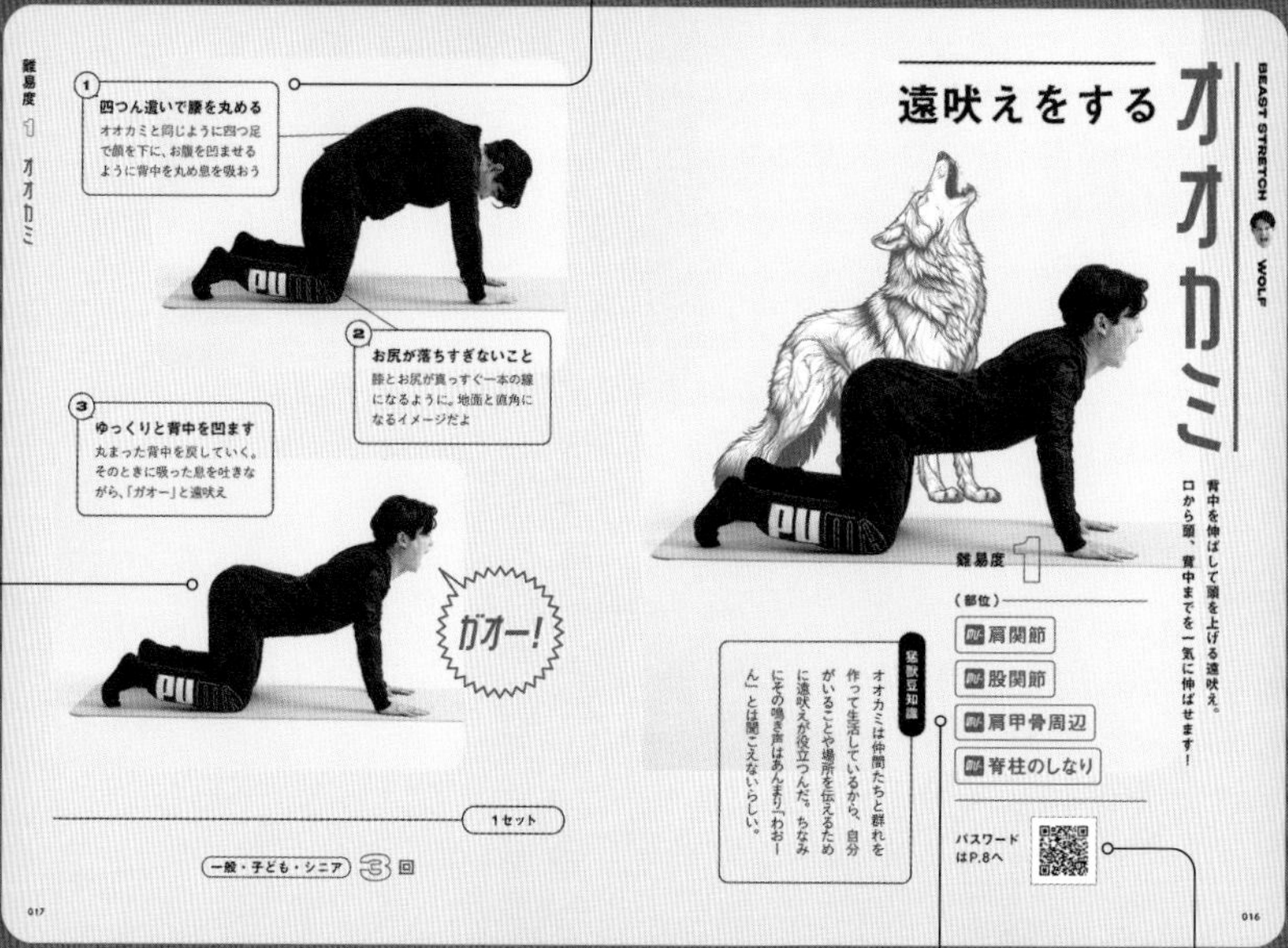
BEAST STRETCH WOLF

遠吠えをする オオカミ

背中を伸ばして頭を上げる遠吠え。口から頭、背中までを一気に伸ばせます！

難易度 1

(部位)

肩関節

股関節

肩甲骨周辺

脊柱のしなり

猛獣豆知識

オオカミは仲間たちと群れを作って生活しているから、自分がいることや場所を伝えるために遠吠えが役立つんだ。ちなみにその鳴き声はあんまり「わおーん」とは聞こえないらしい。

パスワードはP.8へ

016

難易度 1 オオカミ

1 四つん這いで腰を丸める

オオカミと同じように四つ足で顔を下に、お腹を凹ませるように背中を丸め息を吸おう

2 お尻が落ちすぎないこと

膝とお尻が真っすぐ一本の線になるように。地面と直角になるイメージだよ

3 ゆっくりと背中を凹ます

丸まった背中を戻していく。そのときに吸った息を吐きながら、「ガオー」と遠吠え

1セット

一般・子ども・シニア 3 回

017

5 猛獣ストレッチは「簡単」な順番に掲載、好きな猛獣を選んでも大丈夫！目的別にやりたい人は、P.68から選んで進めよう

4 体の部位のうち、伸ばすところと力を入れるところを記載。意識をしてポーズをしよう

3 難しい動きは動画で。QRコードを読み取って、moujuuと入力してね

目的別ストレッチメニュー

1

12の目的、悩み別に猛獣ストレッチの目安を紹介しているよ。
細かい動きはP.16からの猛獣別ストレッチ方法で確認してね

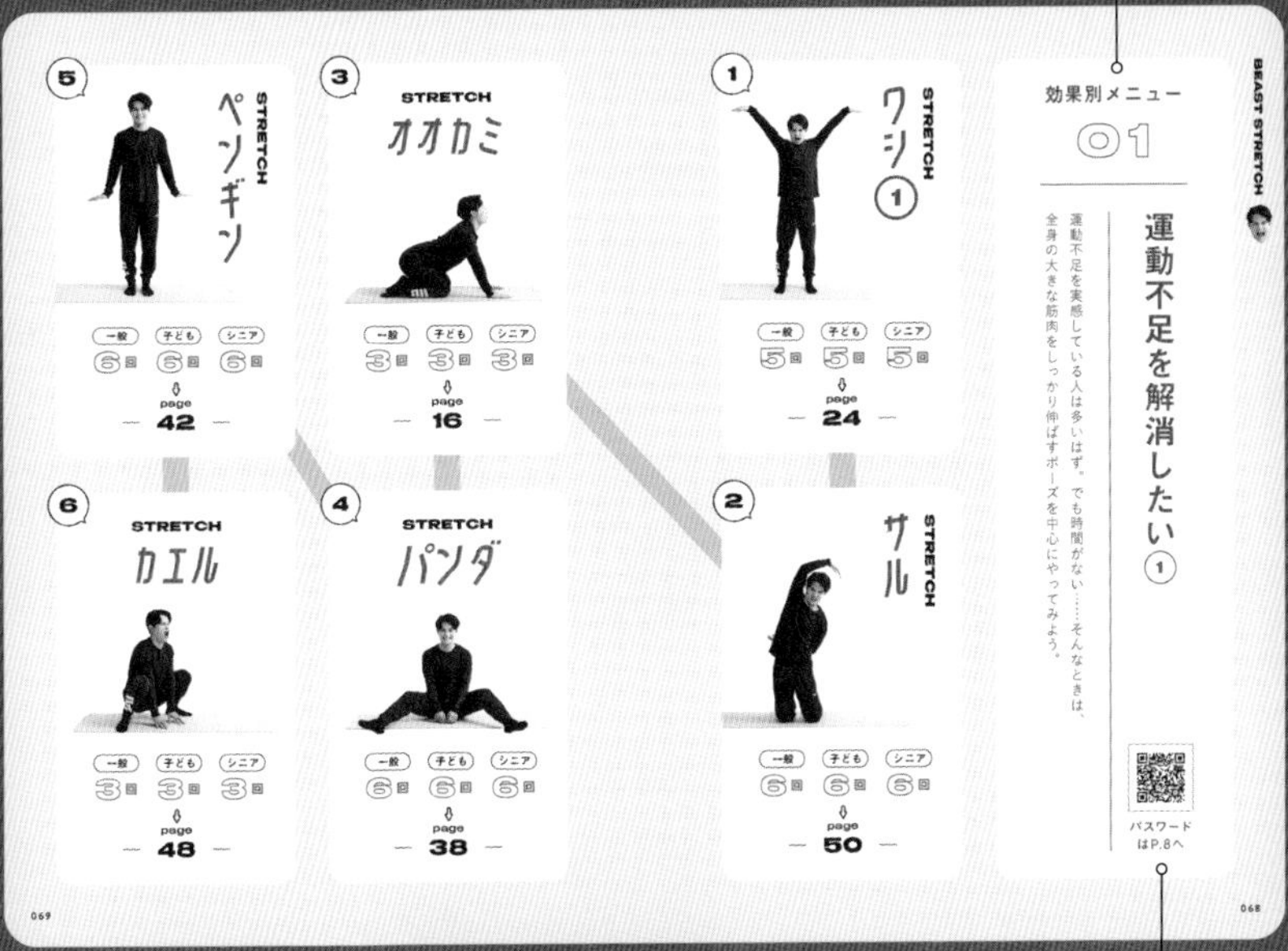

2

てぃ先生と一緒にストレッチ。
目的別猛獣ストレッチ動画は、
動画の真似をするだけで必要な
時間&セットがこなせます

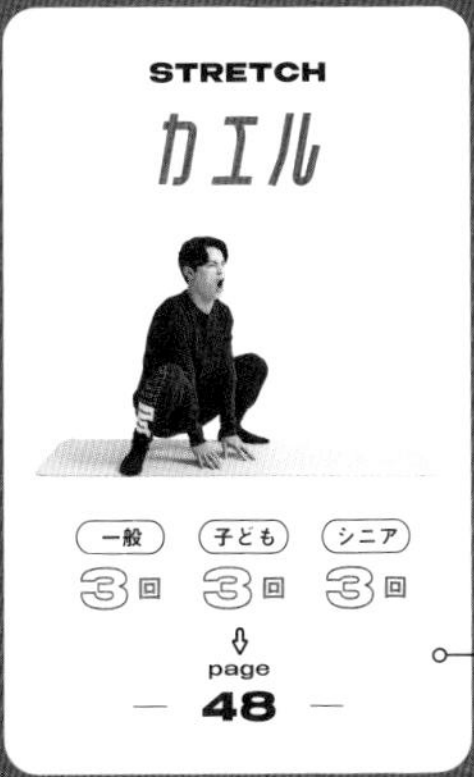

3

年齢層によって回数や秒数が違うので、
自分に合ったところをチェックしよう

BEASTSTRETCH

猛獣別

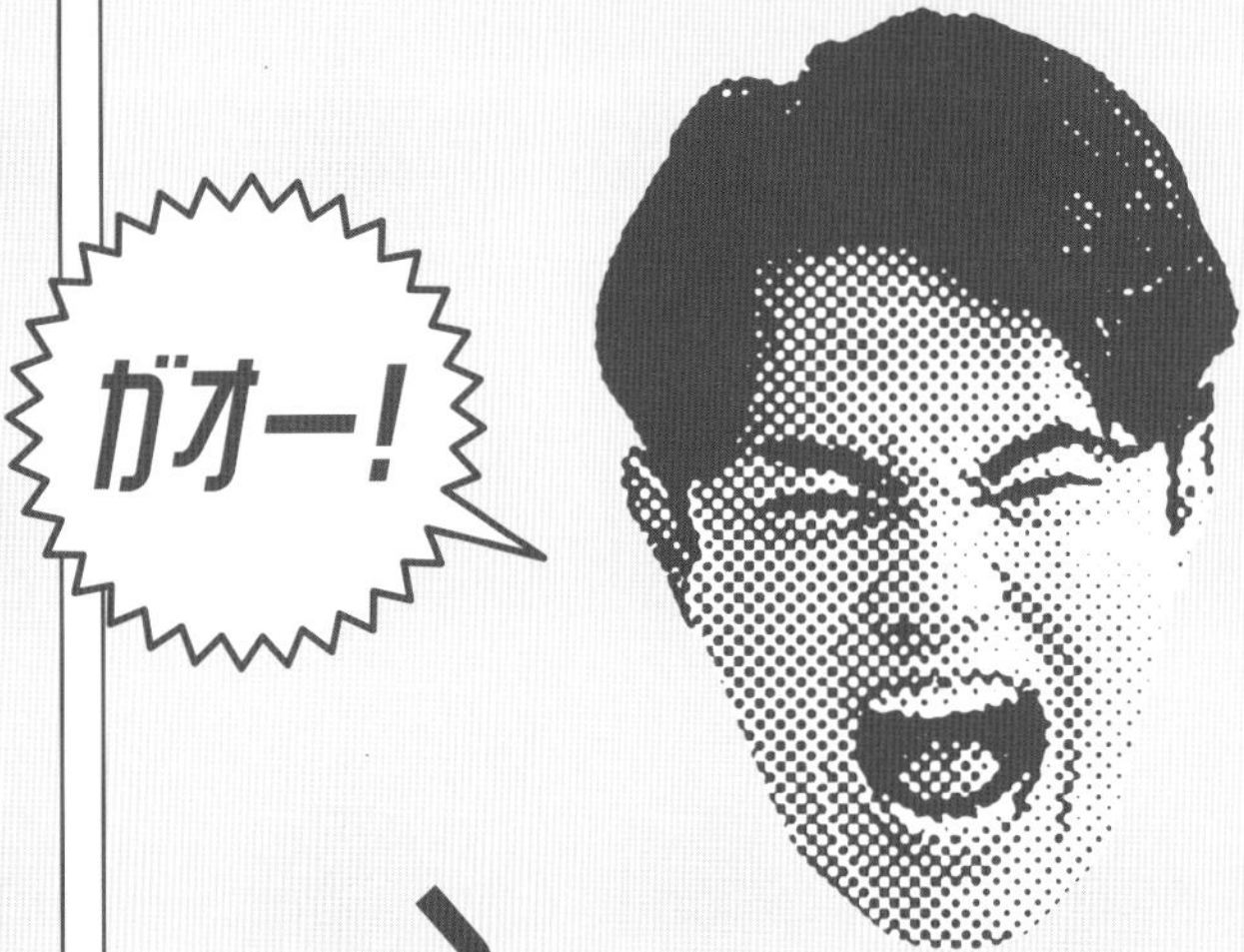

ストレッチ方法

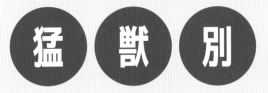

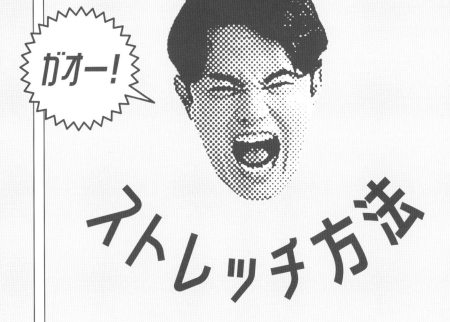

猛獣の動きに合わせた25のストレッチ
&トレーニング方法をチェック!
「重要度」や「部位」を参考に試してみてね。

BEAST LIST

猛獣一覧

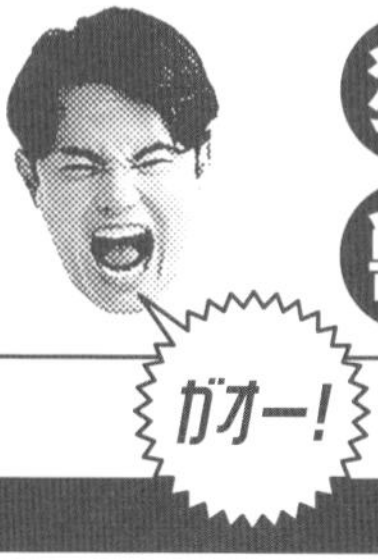

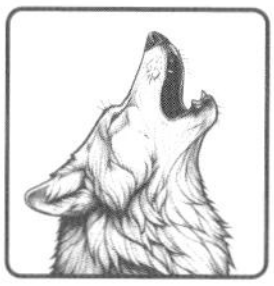

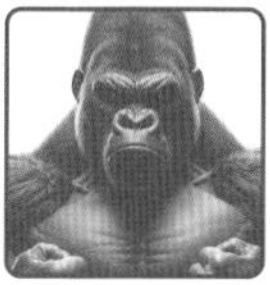

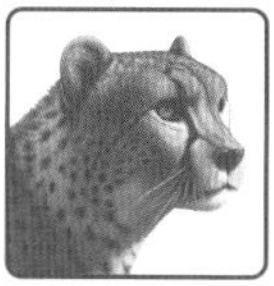

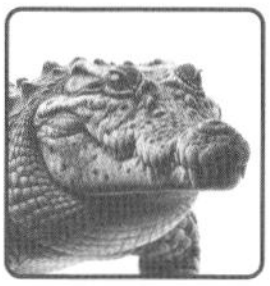

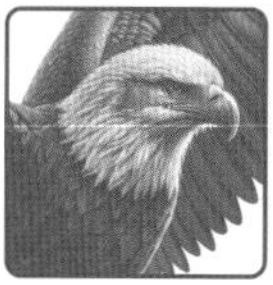

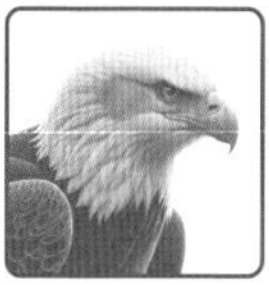

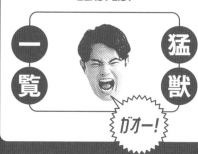

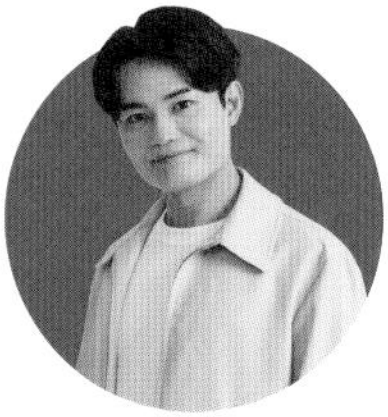

クマやカバ、
パンダといった
体重の重い動物たちは
筋力が豊富だから
参考になるよ。

BEAST | LION

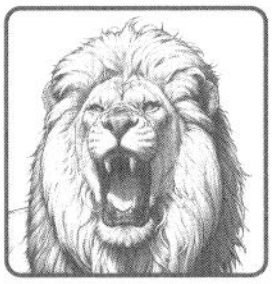

吠える

ライオン

page 30

BEAST | ELEPHANT

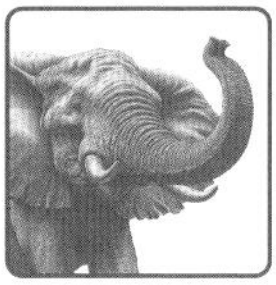

鼻をゆらす

ゾウ

page 28

BEAST | HIPPOPOTAMUS

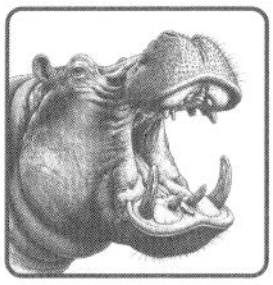

水から顔を出す

カバ

page 34

BEAST | BEAR

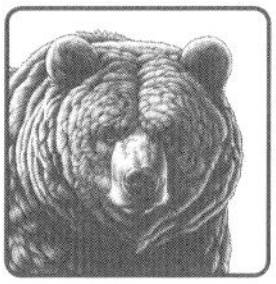

四つん這いで走る

クマ

page 32

BEAST | PANDA

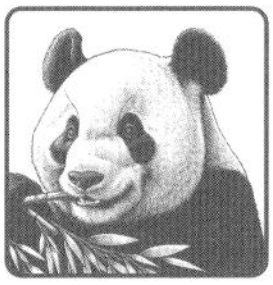

笹の葉を食べる

パンダ

page 38

BEAST | SNAKE

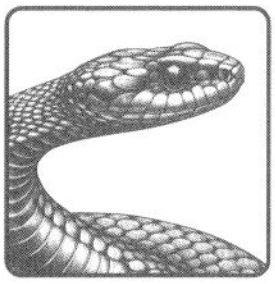

とぐろを巻く

ヘビ

page 36

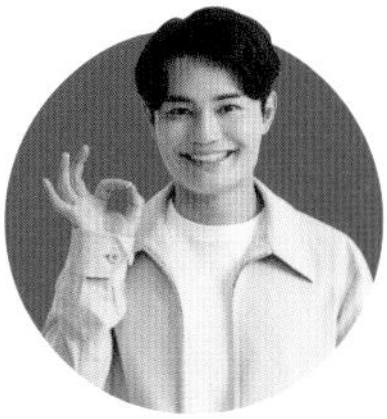

目的別で選んで
進めてもいいし、
一覧から興味のある
猛獣ページを選んで
始めてもOK！

BEAST ORCA

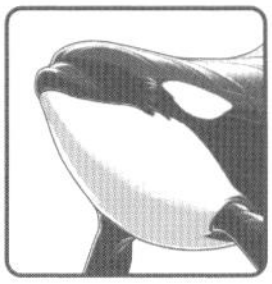

水中を泳ぐ

シャチ

page 56

BEAST RHINOCEROS

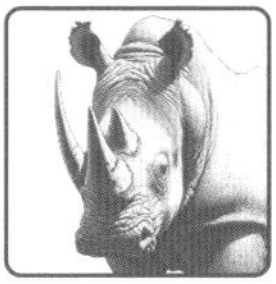

角で突く

サイ

page 54

BEAST ARMADILLO

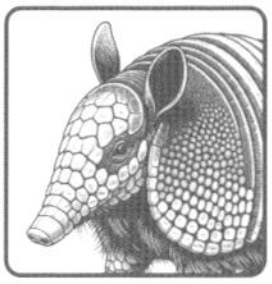

丸くなる

アルマジロ

page 60

BEAST OWL

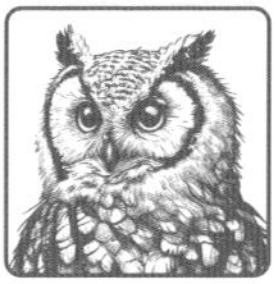

頭をまわす

フクロウ

page 58

BEAST HUMAN

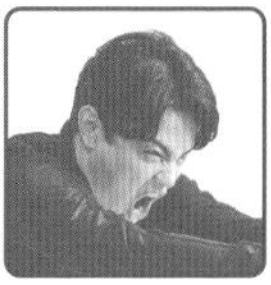

スマホを見る

ニンゲン

page 64

BEAST DINOSAUR

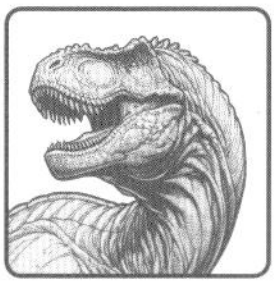

よみがえった

キョウリュウ

page 62

BEAST STRETCH 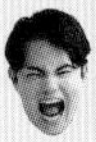 WOLF

遠吠えをするオオカミ

背中を伸ばして頭を上げる遠吠え。口から頭、背中までを一気に伸ばせます！

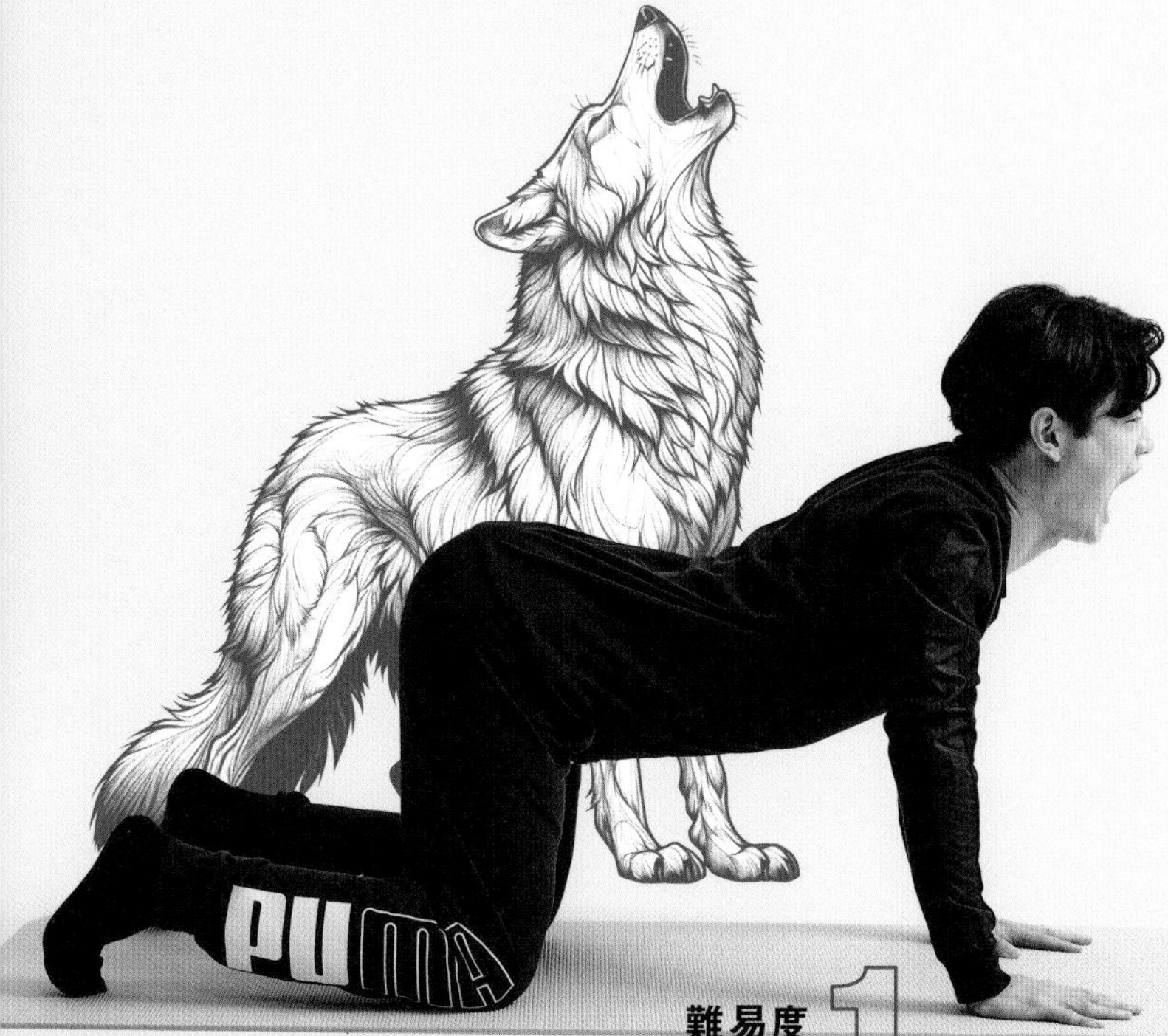

難易度 1

（部位）

- のび～ 肩関節
- のび～ 股関節
- のび～ 肩甲骨周辺
- のび～ 脊柱のしなり

パスワードはP.8へ

猛獣豆知識

オオカミは仲間たちと群れを作って生活しているから、自分がいることや場所を伝えるために遠吠えが役立つんだ。ちなみにその鳴き声はあんまり「わおーん」とは聞こえないらしい。

1

四つん這いで腰を丸める

オオカミと同じように四つ足で顔を下に、お腹を凹ませるように背中を丸め息を吸おう

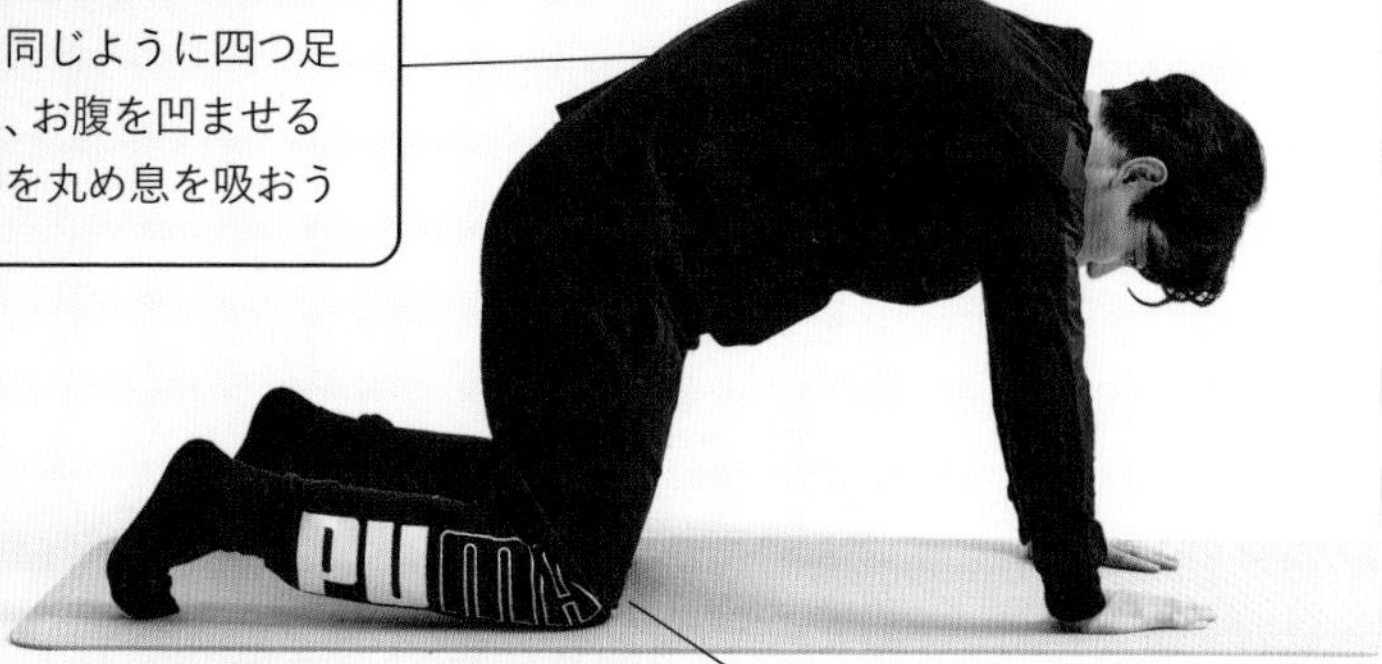

2

お尻が落ちすぎないこと

膝とお尻が真っすぐ一本の線になるように。地面と直角になるイメージだよ

3

ゆっくりと背中を凹ます

丸まった背中を戻していく。そのときに吸った息を吐きながら、「ガオー」と遠吠え

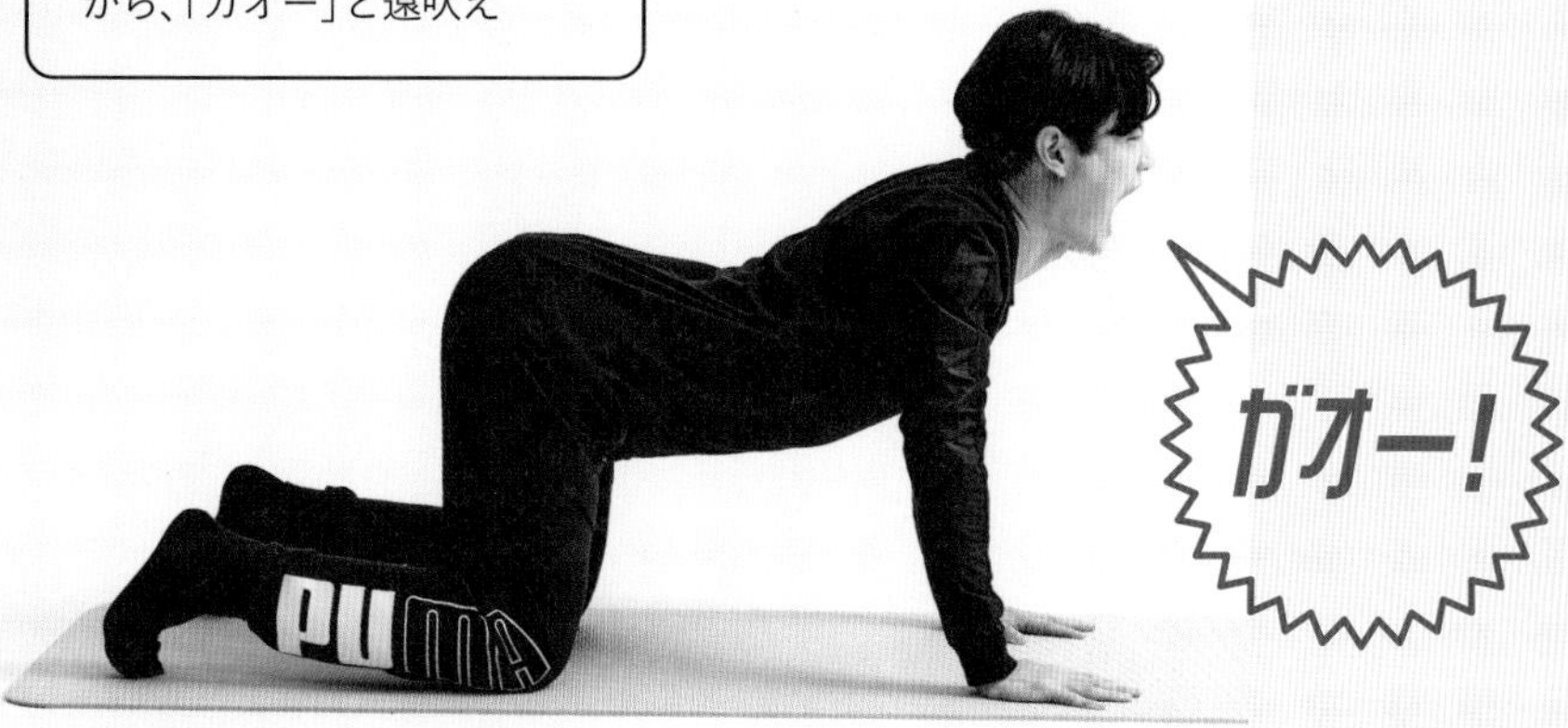

1セット

一般・子ども・シニア 3回

BEAST STRETCH 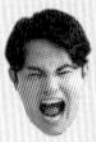 GORILLA

胸を叩く ゴリラ

ウホウホと胸を叩くゴリラの動きで
胸部と肩関節に刺激を与えていこう！

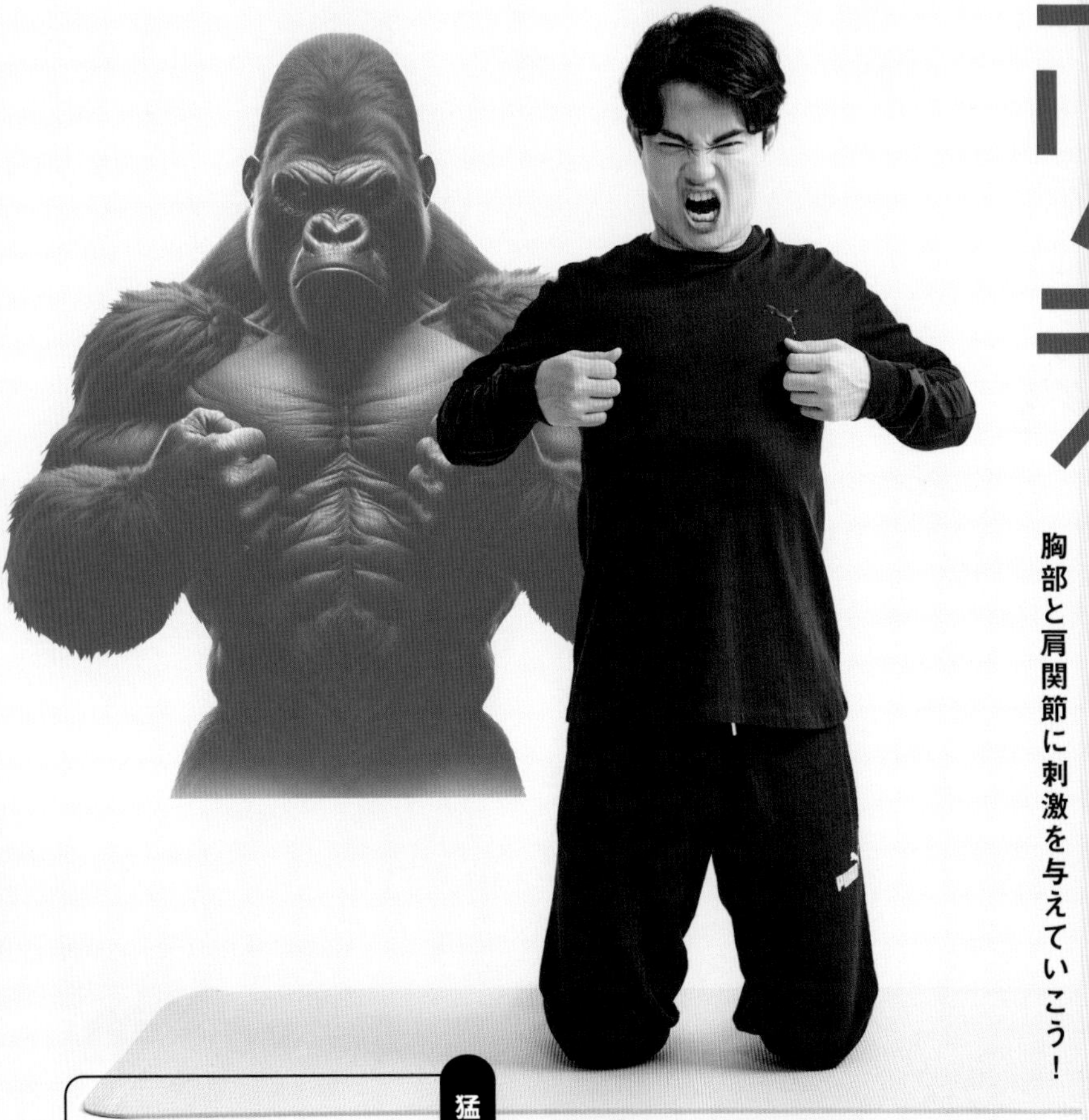

猛獣豆知識

草食なのに筋肉がとても発達しているゴリラ。草には少ししか含まれていないアミノ酸を上手に吸収できる体に加えて、一日数十キロを食べることでその筋肉ができるんだ。

難易度 1

（部位）

のび~ 胸　のび~ 肩甲骨周辺

パスワードはP.8へ

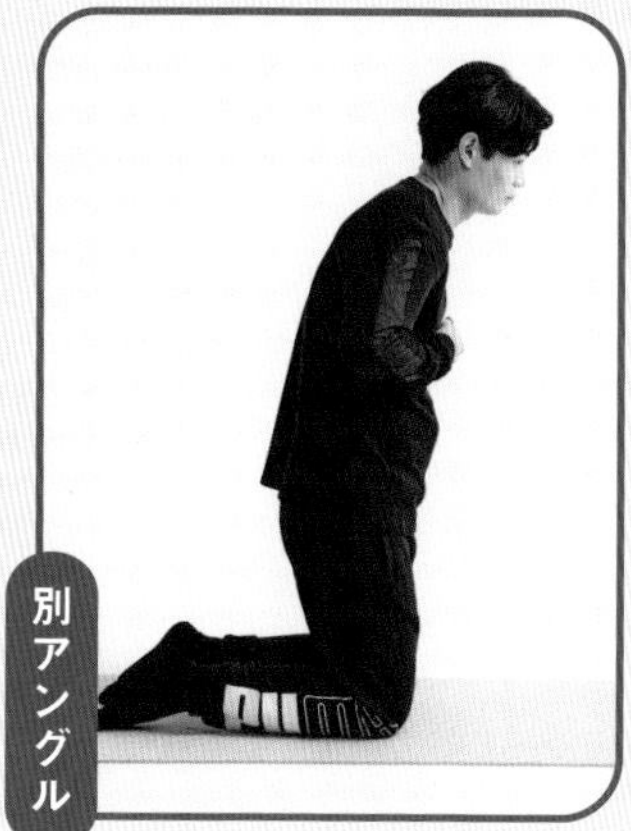

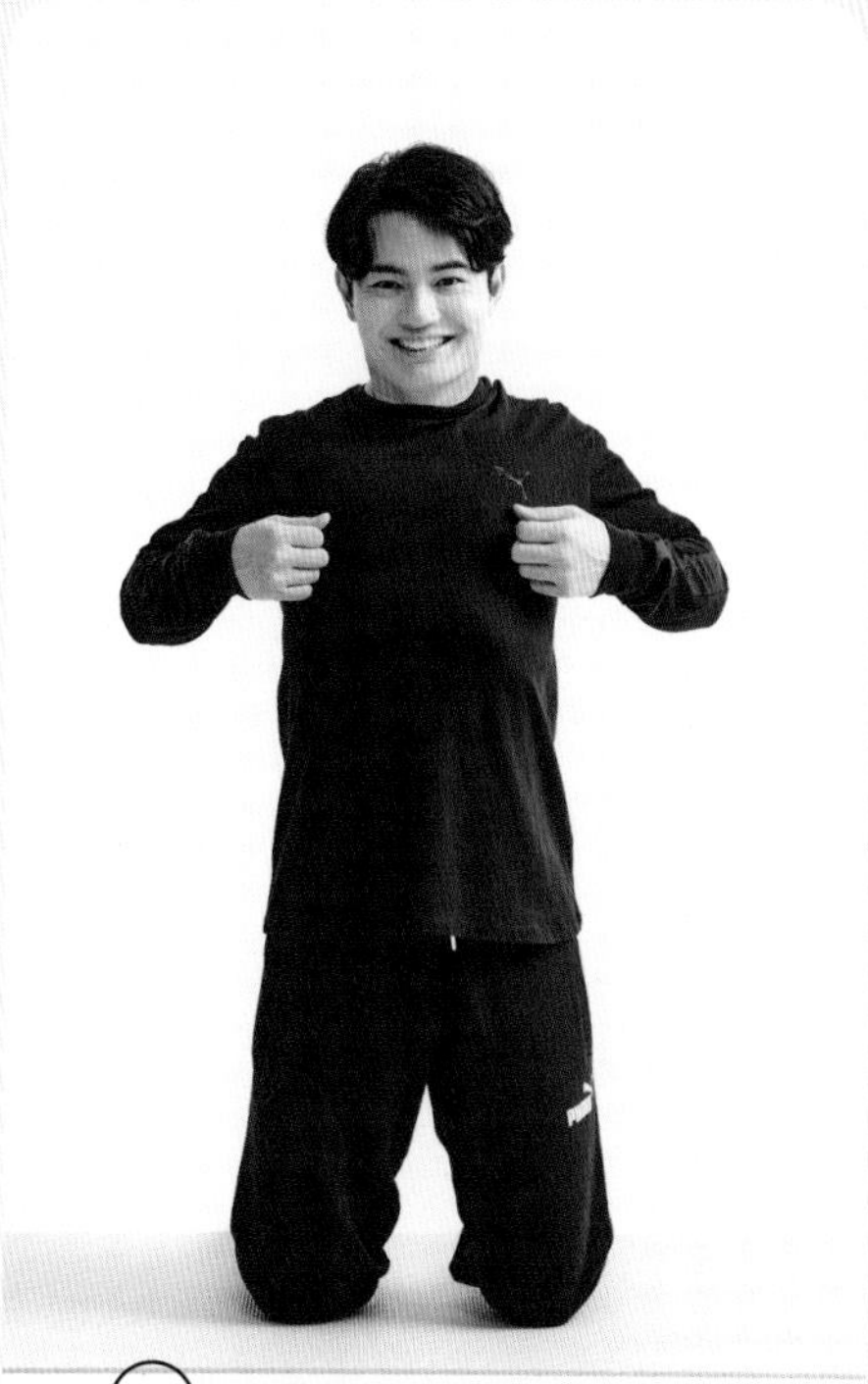

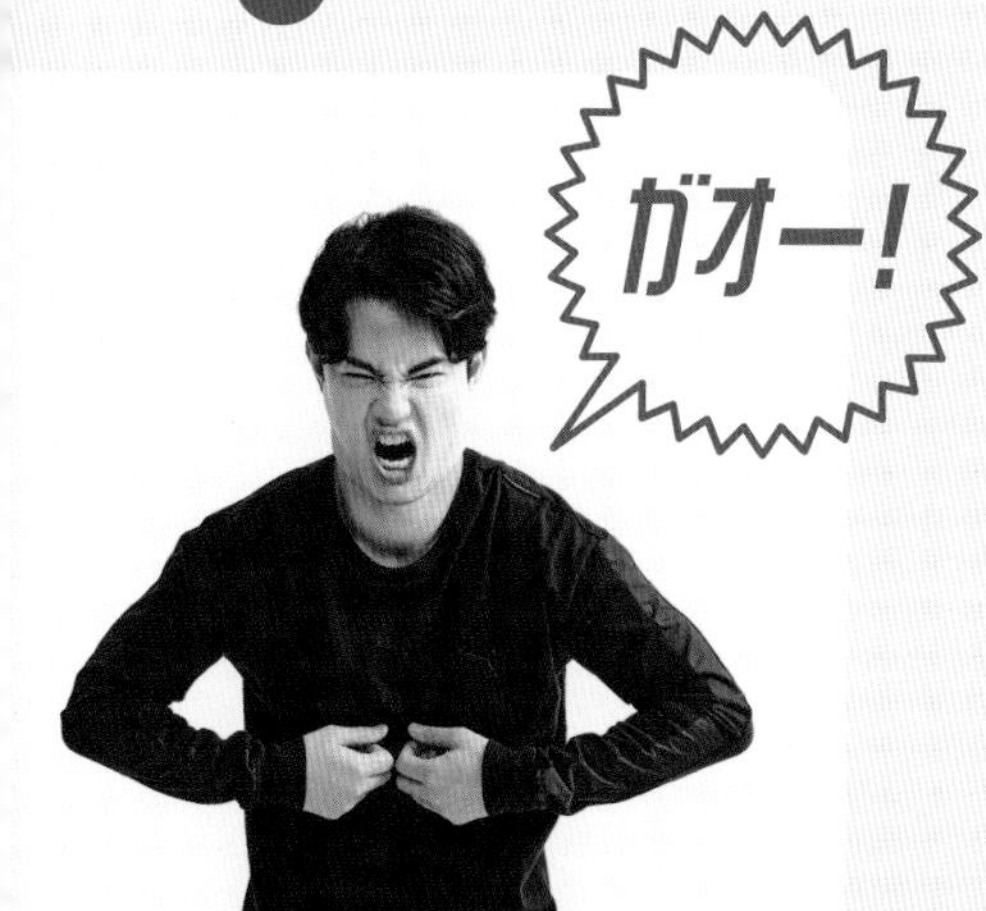

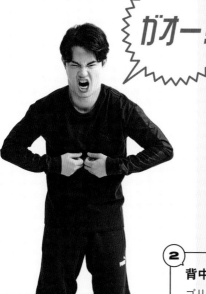

1 胸を張って息を吸う

肩甲骨が動くのを意識しながら胸を張り、しっかりと背中側へ肘を引きながら息を吸う

2 背中を丸めて手を胸に

ゴリラが胸を叩くポーズを真似して、背中を軽く丸めながら「ガオー」。肩が上がり過ぎないよう注意

1セット

一般・子ども・シニア 5回

狩りをする チーター

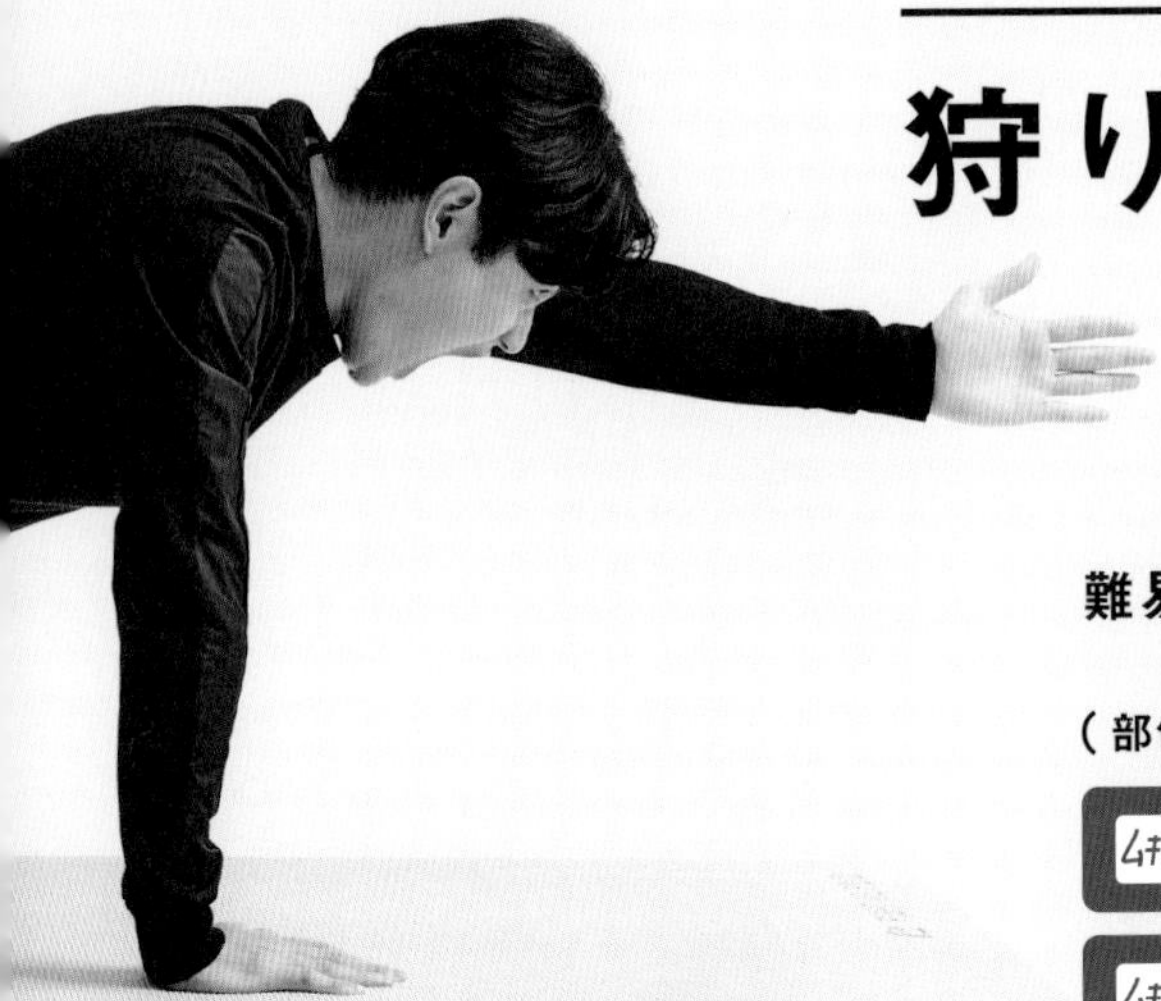

難易度 3

（部位）

腹部　腰部　背部（体幹部）

パスワードはP.8へ

その速度、なんと時速100キロとも！
息を潜め一気に駆け出す姿勢で背筋を伸ばそう。

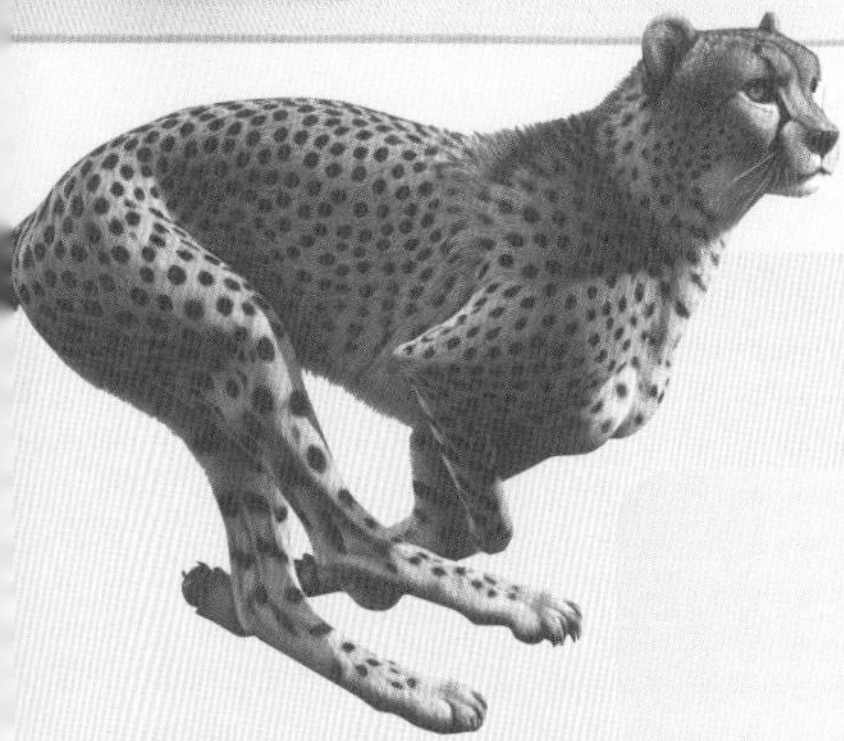

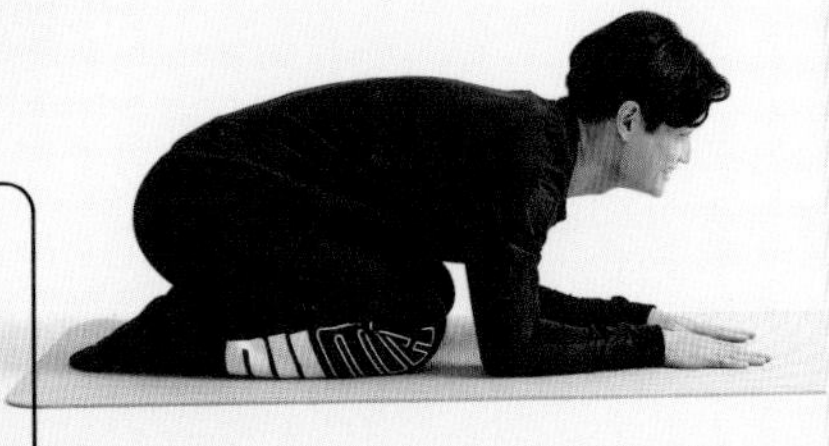

1 獲物を狙うポーズで

草むらで獲物を狙うチーターのようにしゃがむ。肘をしっかり地面につけようね

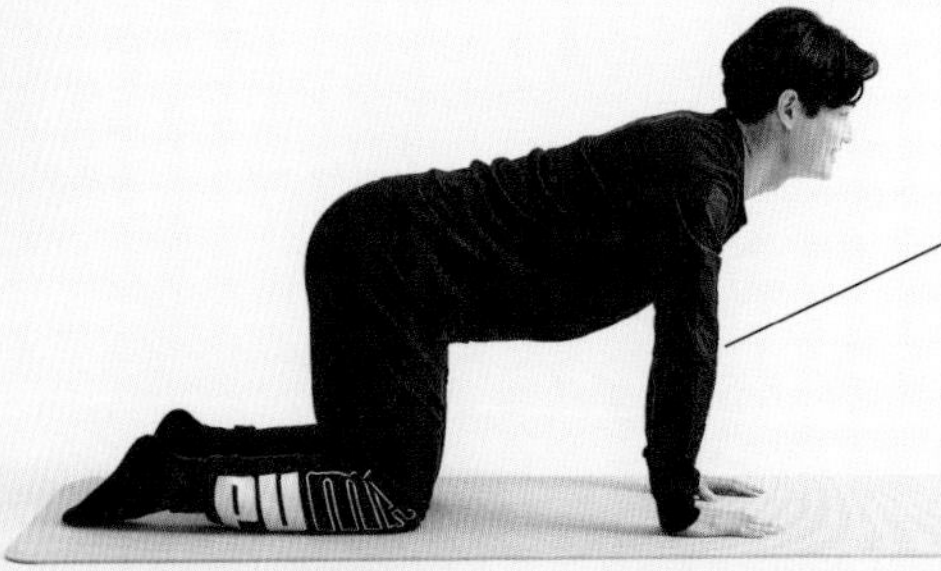

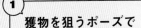

2 肘、膝を伸ばす

狩りに出る体勢を取ろう。肘、膝を立て、背中と地面を平行にしよう

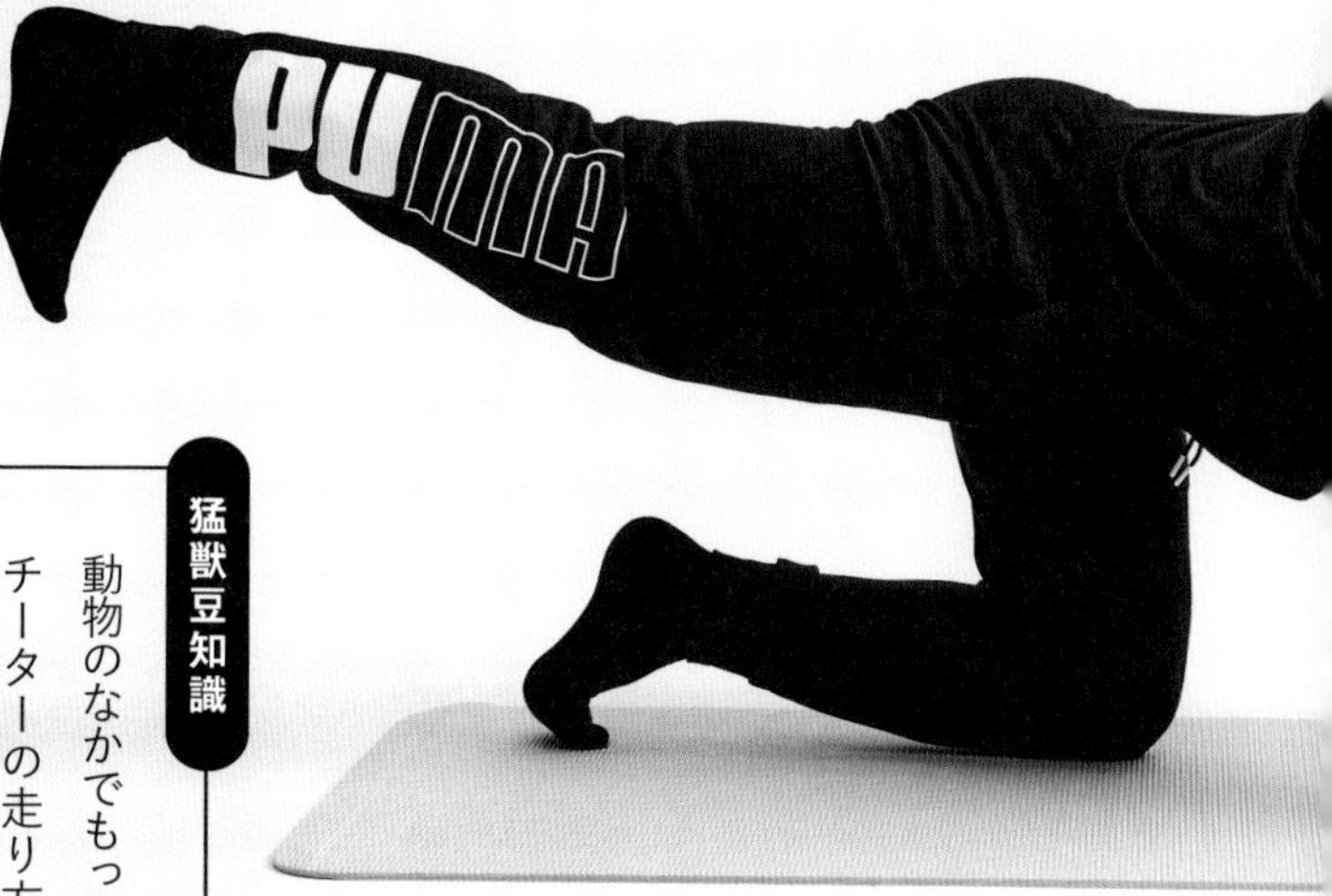

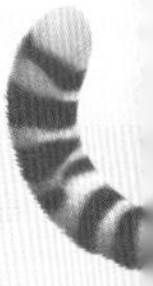

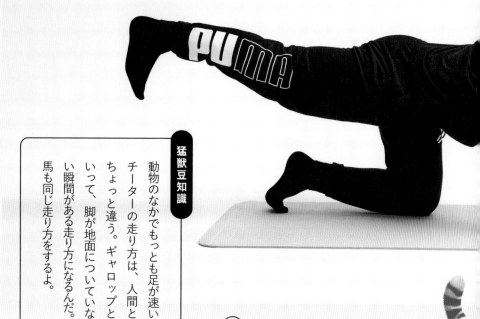

猛獣豆知識

動物のなかでもっとも足が速いチーターの走り方は、人間とちょっと違う。ギャロップといって、脚が地面についていない瞬間がある走り方になるんだ。馬も同じ走り方をするよ。

3

駆けるように手足を

駆けだすチーターのように手足をピンと伸ばす。左手を伸ばしたら右足を。逆もやろう

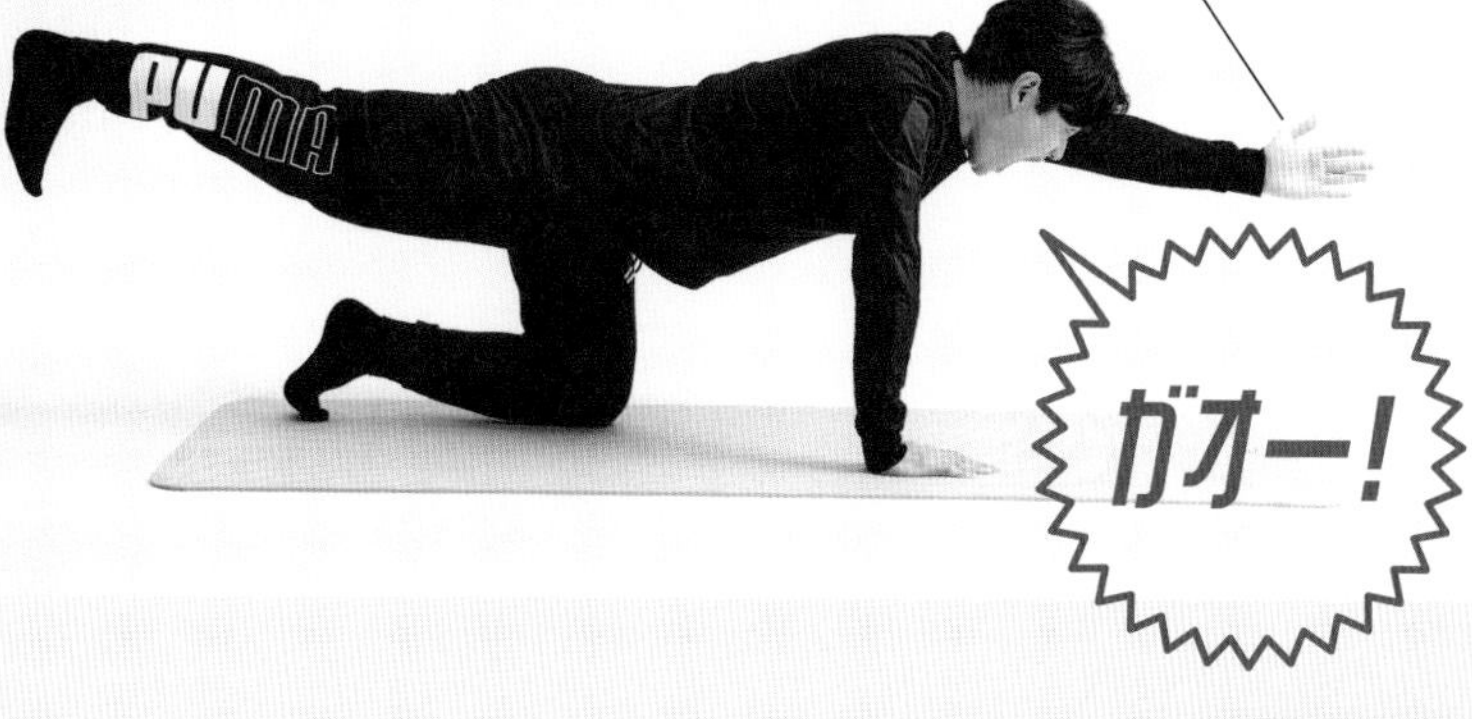

1セット

一般・子ども　片側3回　計6回　シニア　片側1回ずつ

BEAST STRETCH CROCODILE

地面をはう ワニ

長い体に大きな口が特徴のワニ。
前足と後ろ足を上手に使ってお尻に刺激！

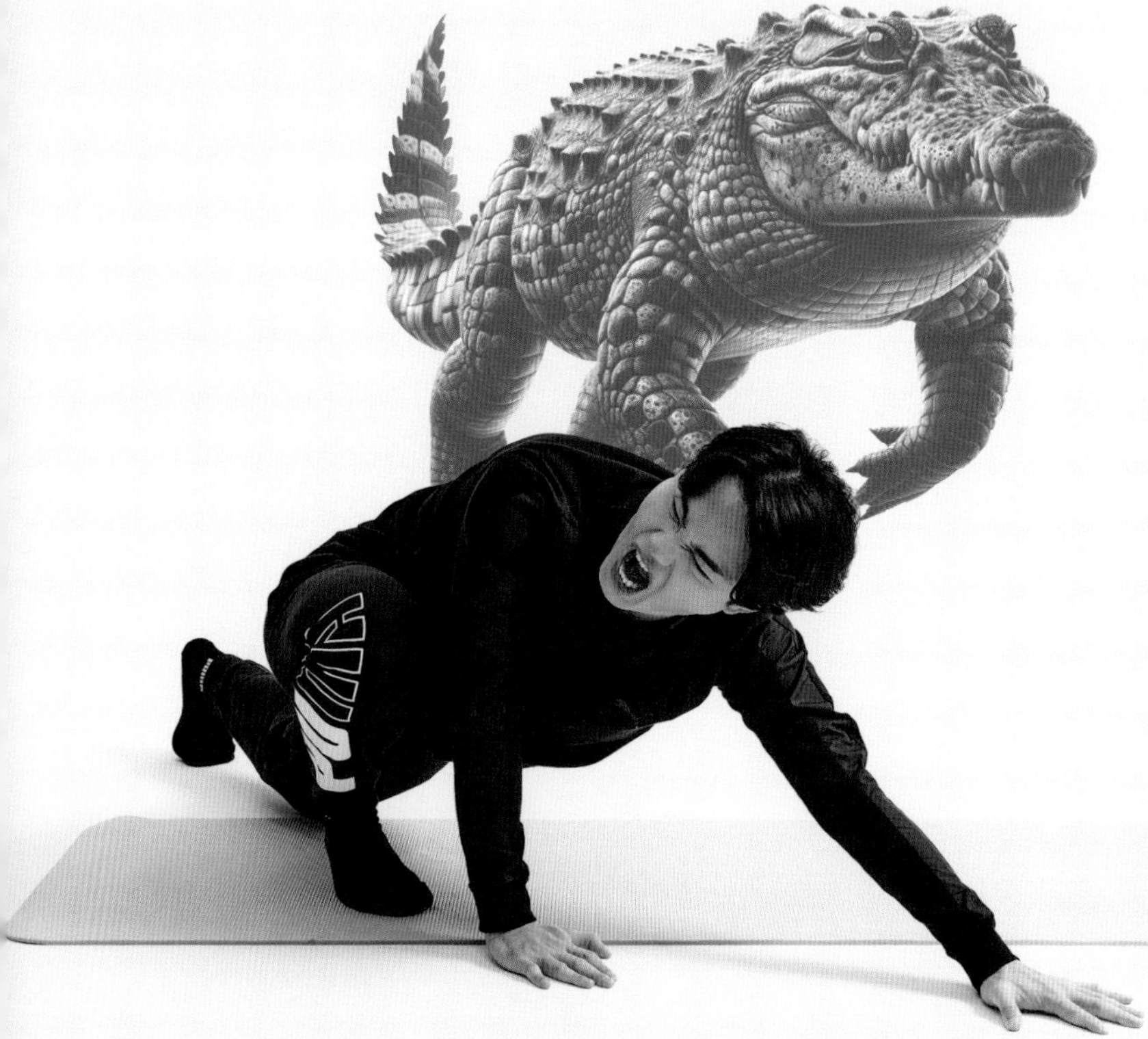

難易度 2

（部位）

のび～ 腹筋　のび～ 肩・腕
のび～ 股関節

パスワードはP.8へ

猛獣豆知識

ワニの噛む力がものすごく強いことは有名だけど、実はそのアゴはとっても敏感なんだよ。毛髪ほどの刺激でもわかるほどで、獲物を瞬時に感じとれるとか。

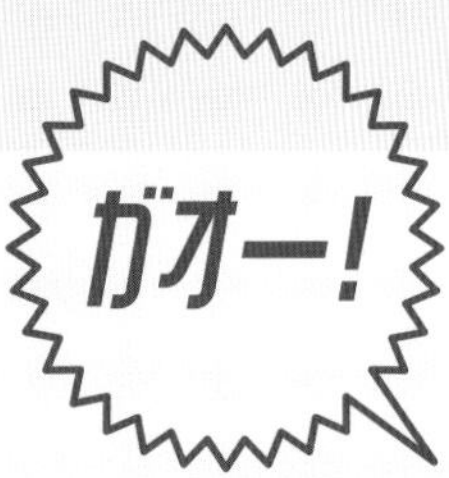

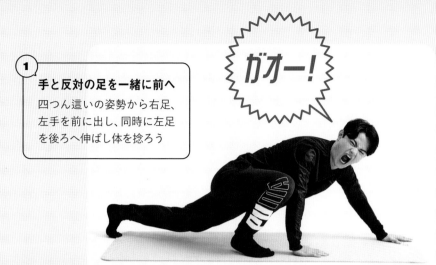

1

手と反対の足を一緒に前へ

四つん這いの姿勢から右足、左手を前に出し、同時に左足を後ろへ伸ばし体を捻ろう

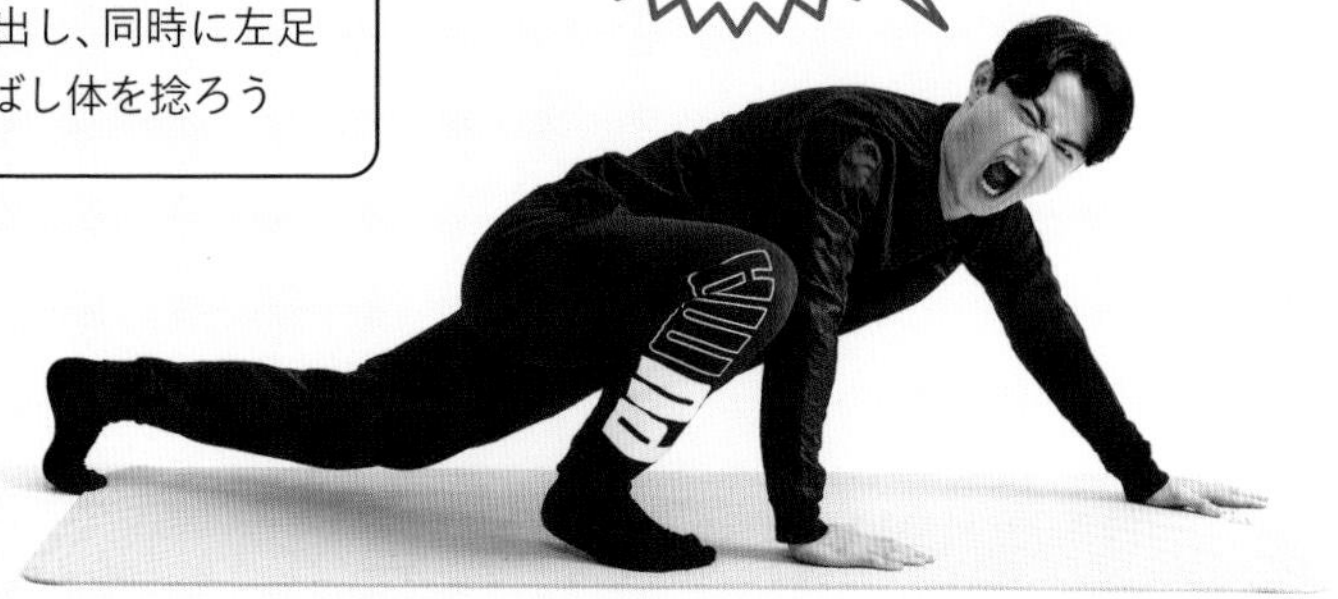

別アングル

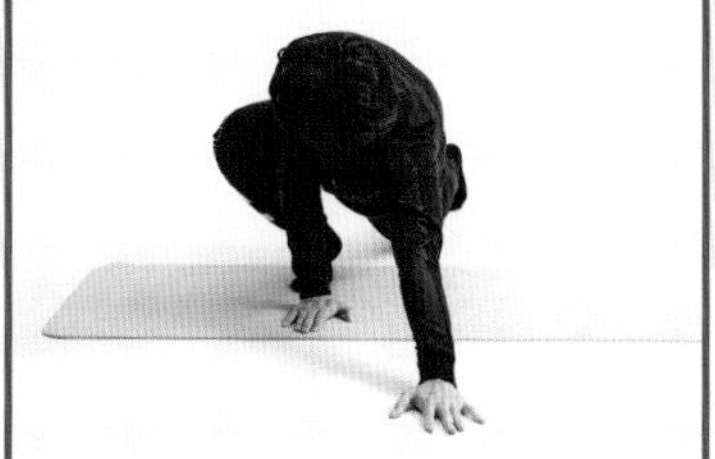

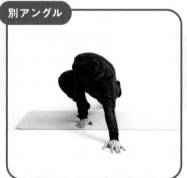

2

逆側の動きもしっかりと

片側が終わったら、次は左足と右手を前に、同時に右足を後ろへ伸ばして捻ろう

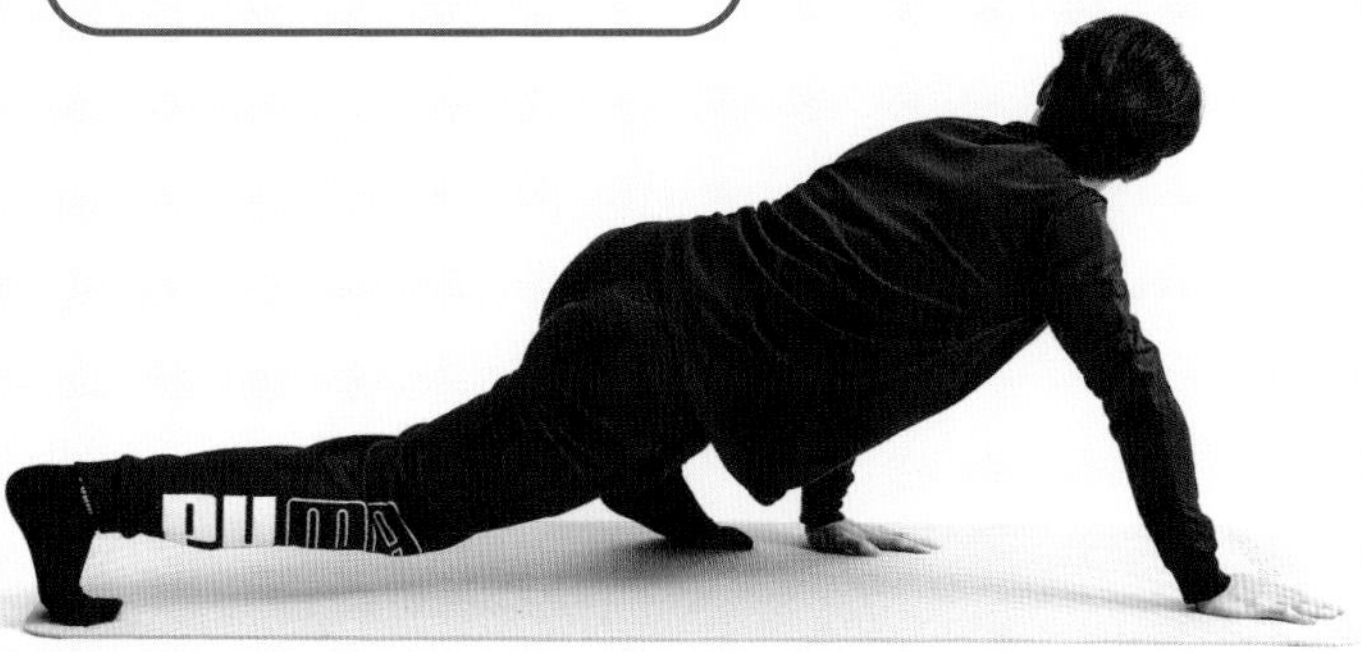

1セット

一般・子ども　片側 3 回　計 6 回　シニア　片側 1 回ずつ

獲物を狙うワシ①

獲物を狙いながら空を飛ぶワシ。羽を広げた姿で「肩こり」を予防しよう！

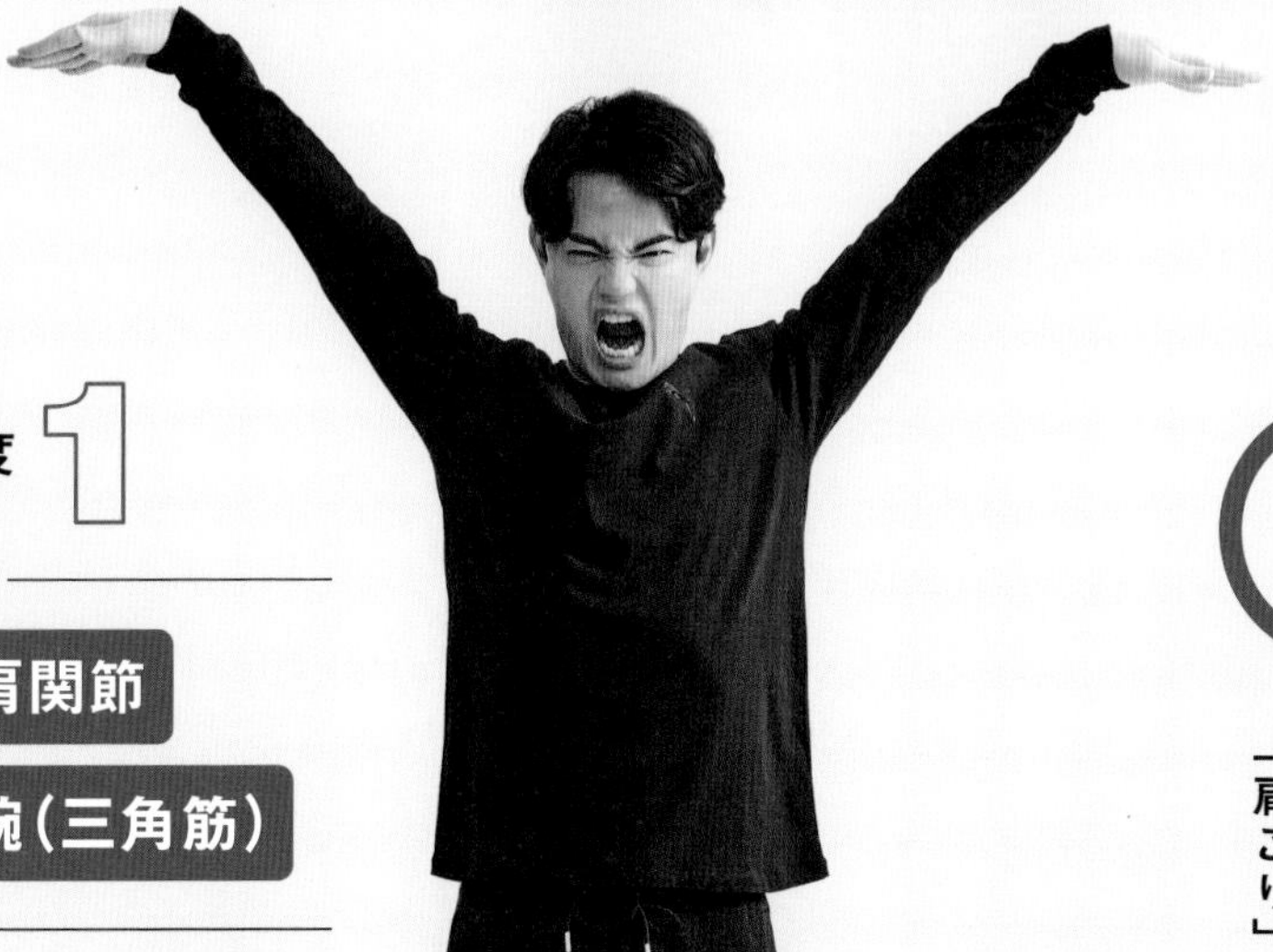

難易度 1

（部位）

4キッ 肩関節

4キッ 腕（三角筋）

パスワードはP.8へ

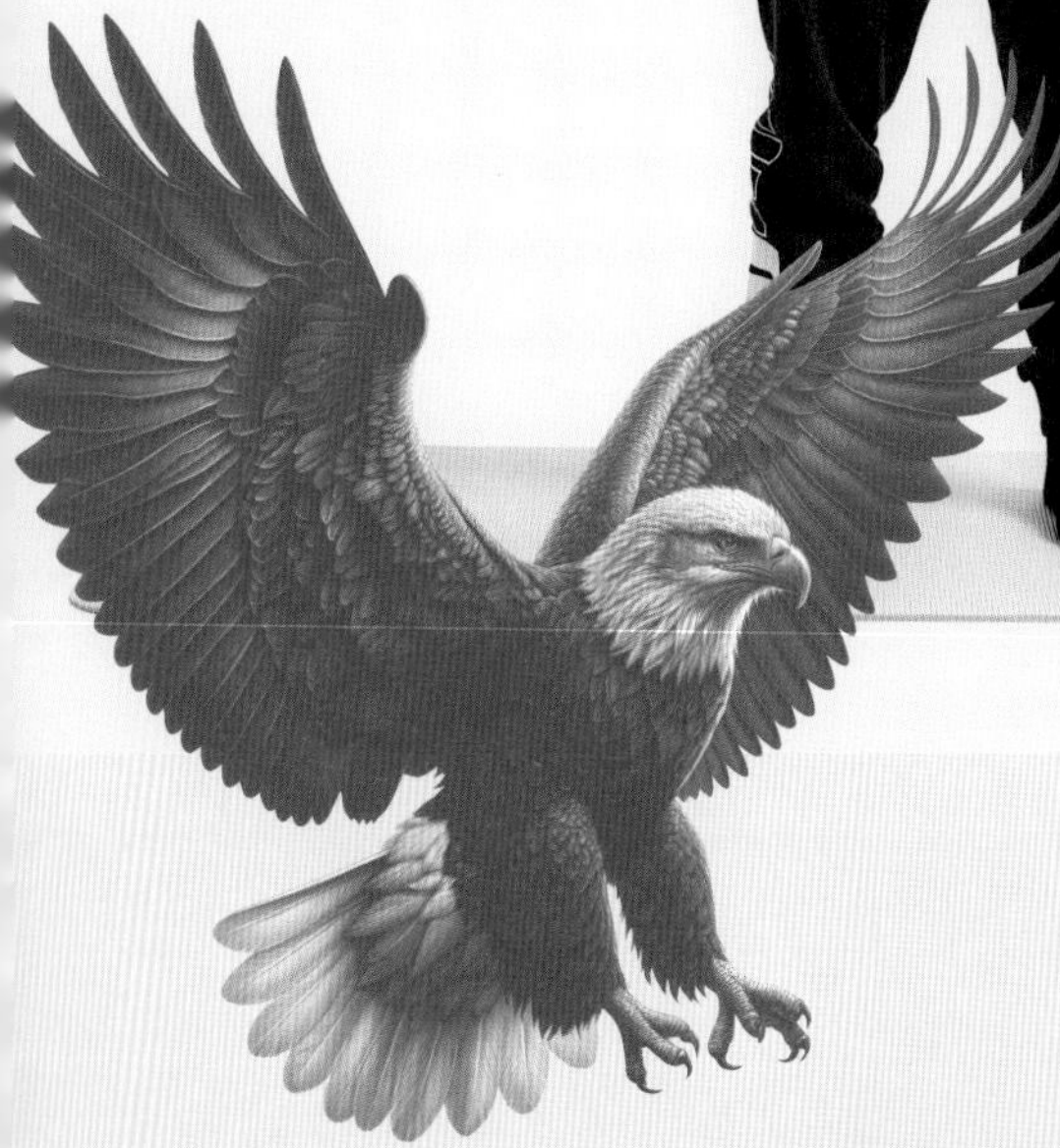

猛獣豆知識

どんなときもカッコいい姿をしているワシ。その姿どおり、羽の下には強い筋肉があるよ。イヌワシは、空をたくさん飛んで獲物を探すから強靭で、視力も人の何倍もいいんだ。

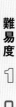

①両手を羽のようにセット

肩幅に足を開いて真っすぐ立ち、両腕を真横。手の平を地面と平行にしよう

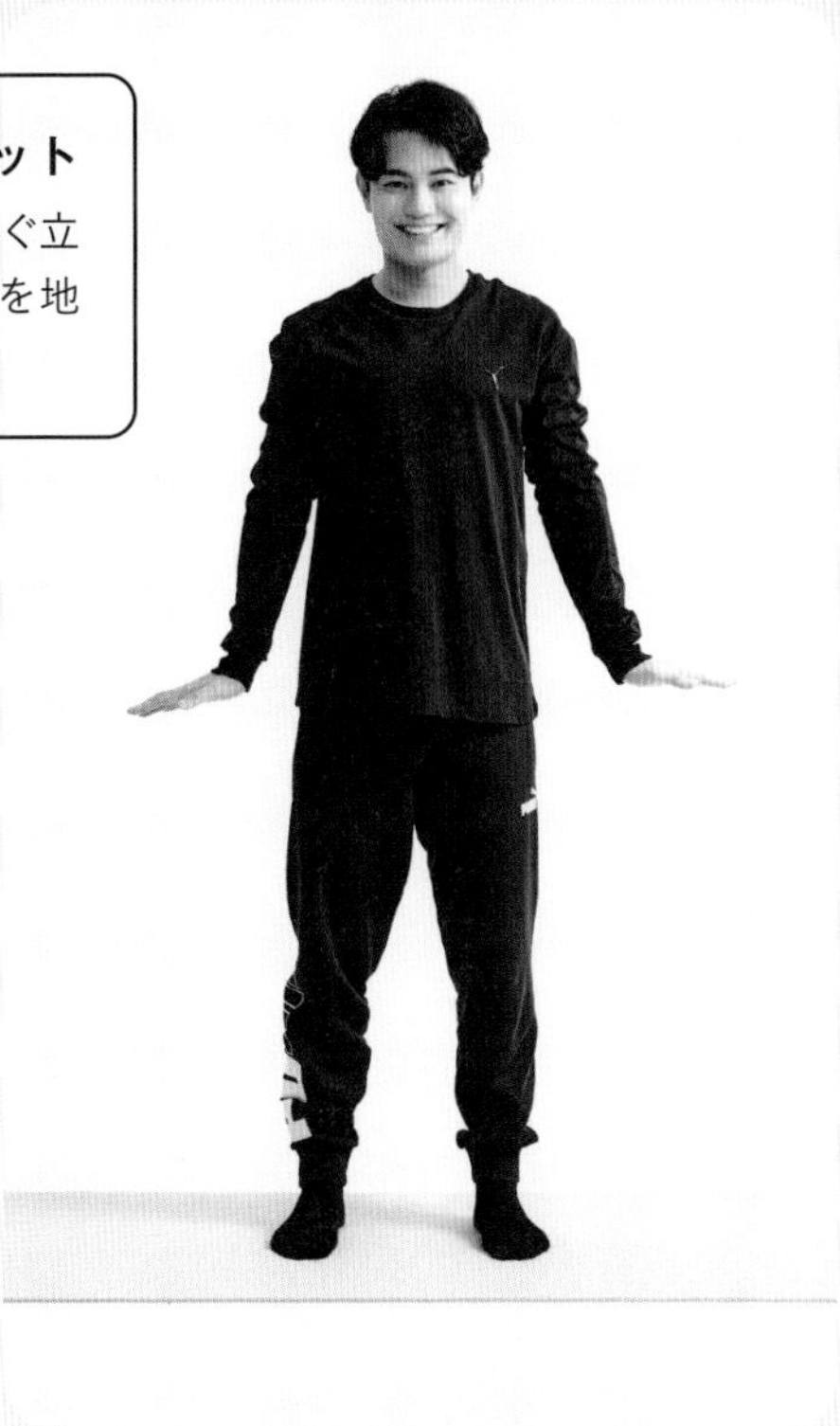

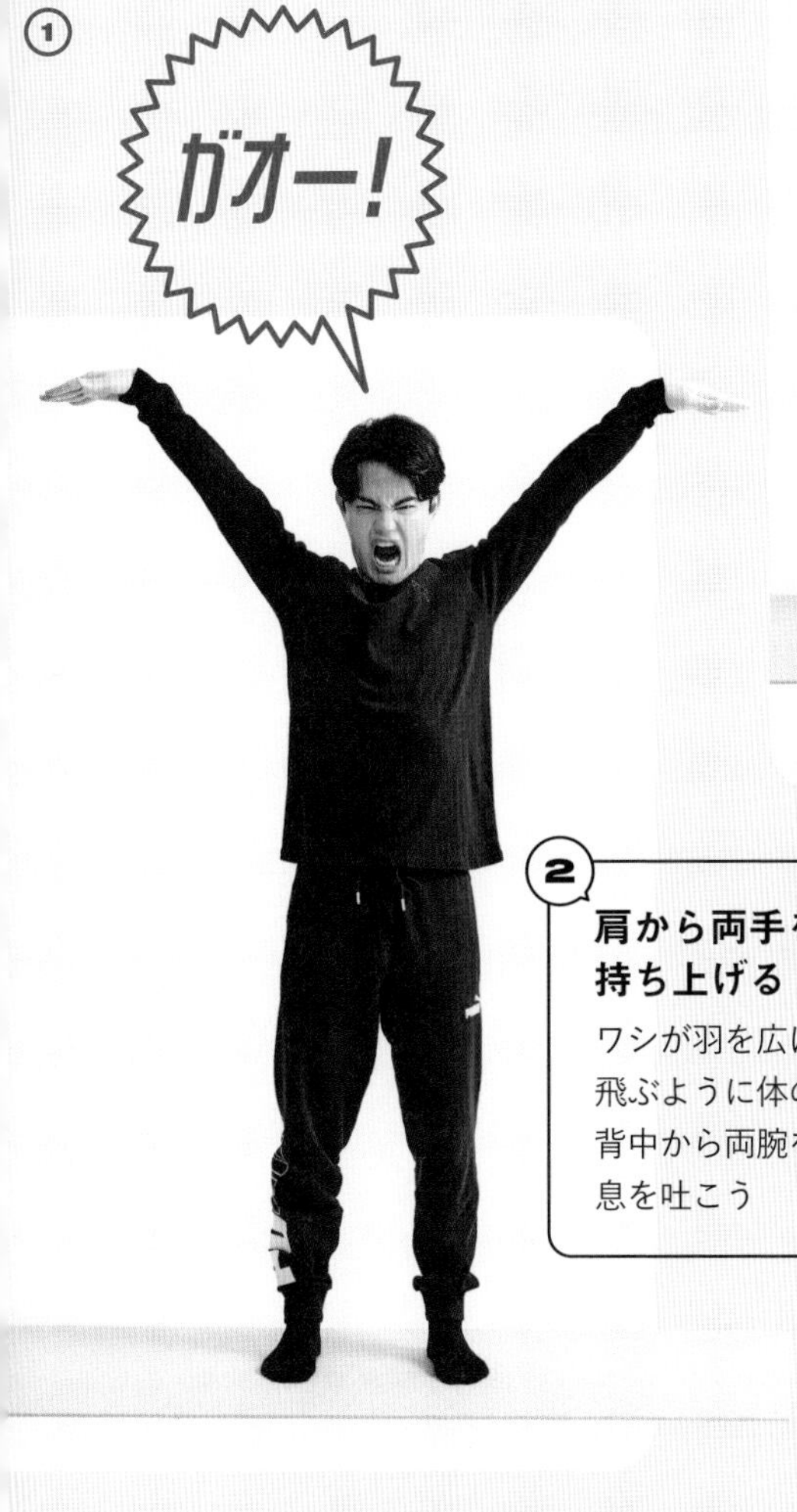

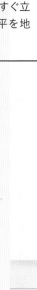

②肩から両手を持ち上げる

ワシが羽を広げて空を飛ぶように体の後ろ側、背中から両腕を上げて、息を吐こう

別アングル

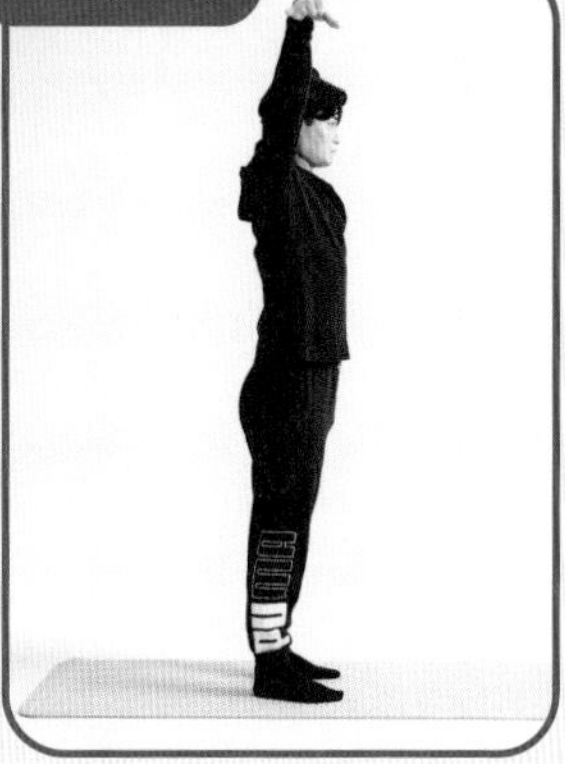

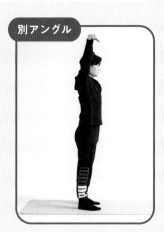

1セット

一般・子ども・シニア 5回

BEAST STRETCH EAGLE

ワシ②

羽を大きく広げる

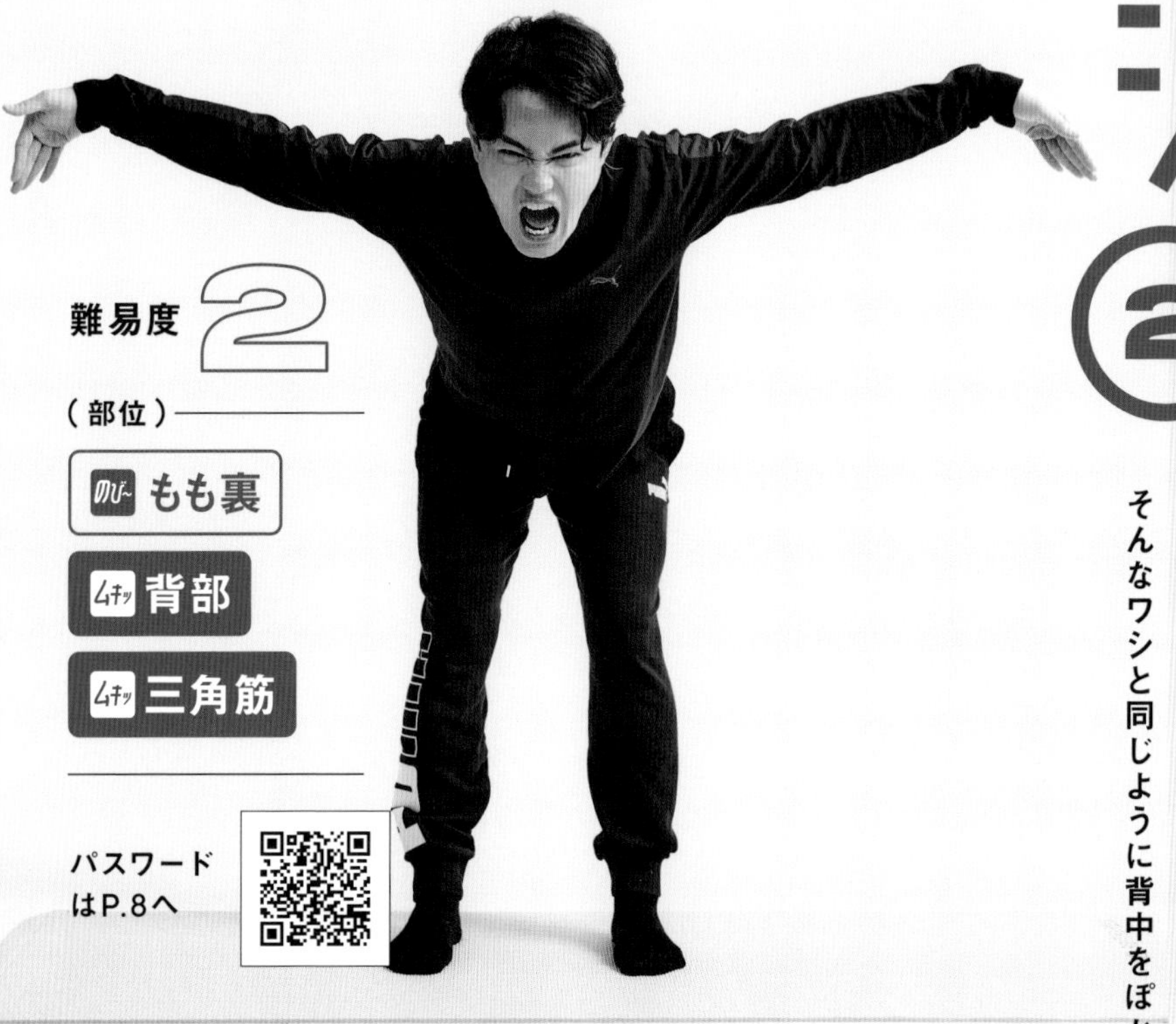

「羽を大きく広げる」のは日光浴のため。そんなワシと同じように背中をぽかぽかに！

難易度 2

（部位）

のび〜 もも裏

ムキッ 背部

ムキッ 三角筋

パスワードはP.8へ

猛獣豆知識

ワシに限らず鳥たちにとって大事な習慣のひとつが日光浴なんだって。色々な説があるけど、体をあたためるだけではなくて、ビタミンなどの栄養を摂ることができるんだ！

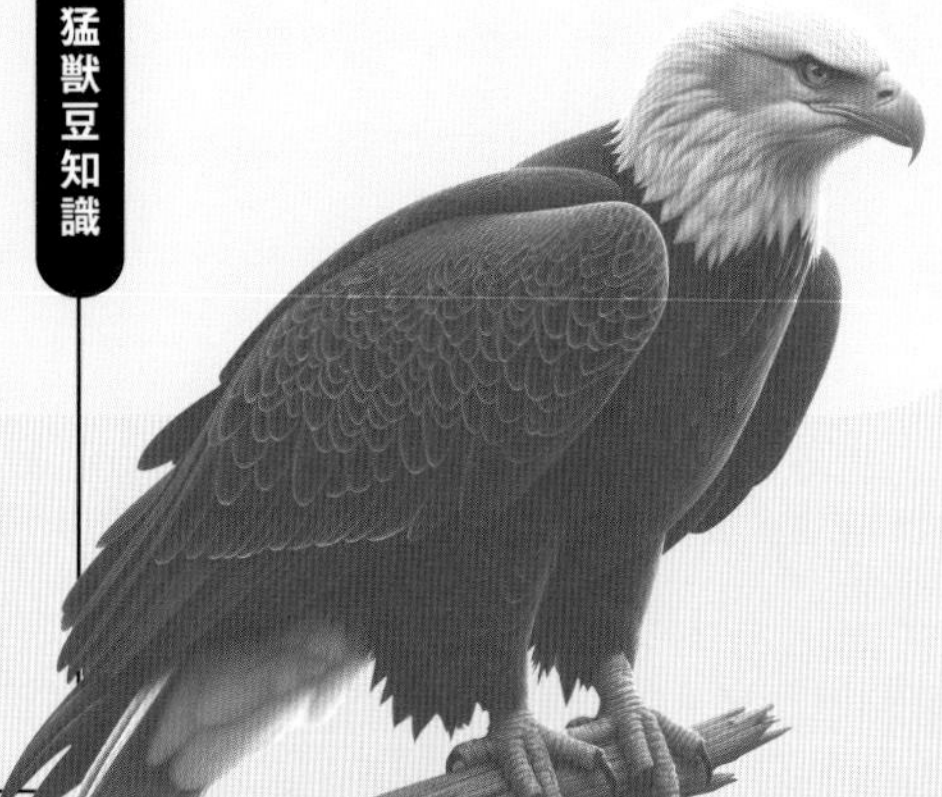

難易度 2

ワシ②

①

背筋を真っすぐ腕を下に

少しかがんだ状態で、しっかり立つ。顔を正面に向けてお尻、背中を真っすぐに

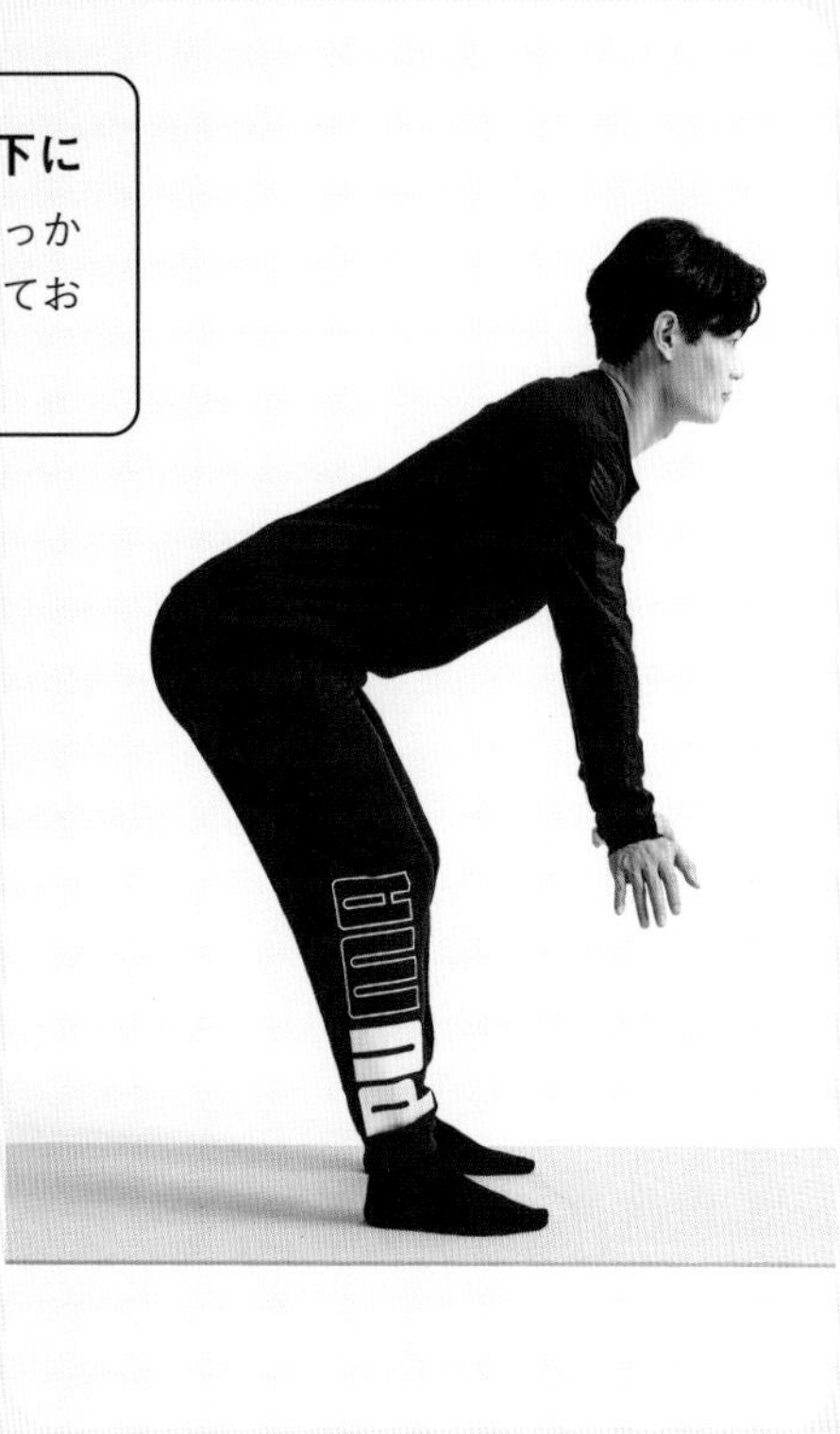

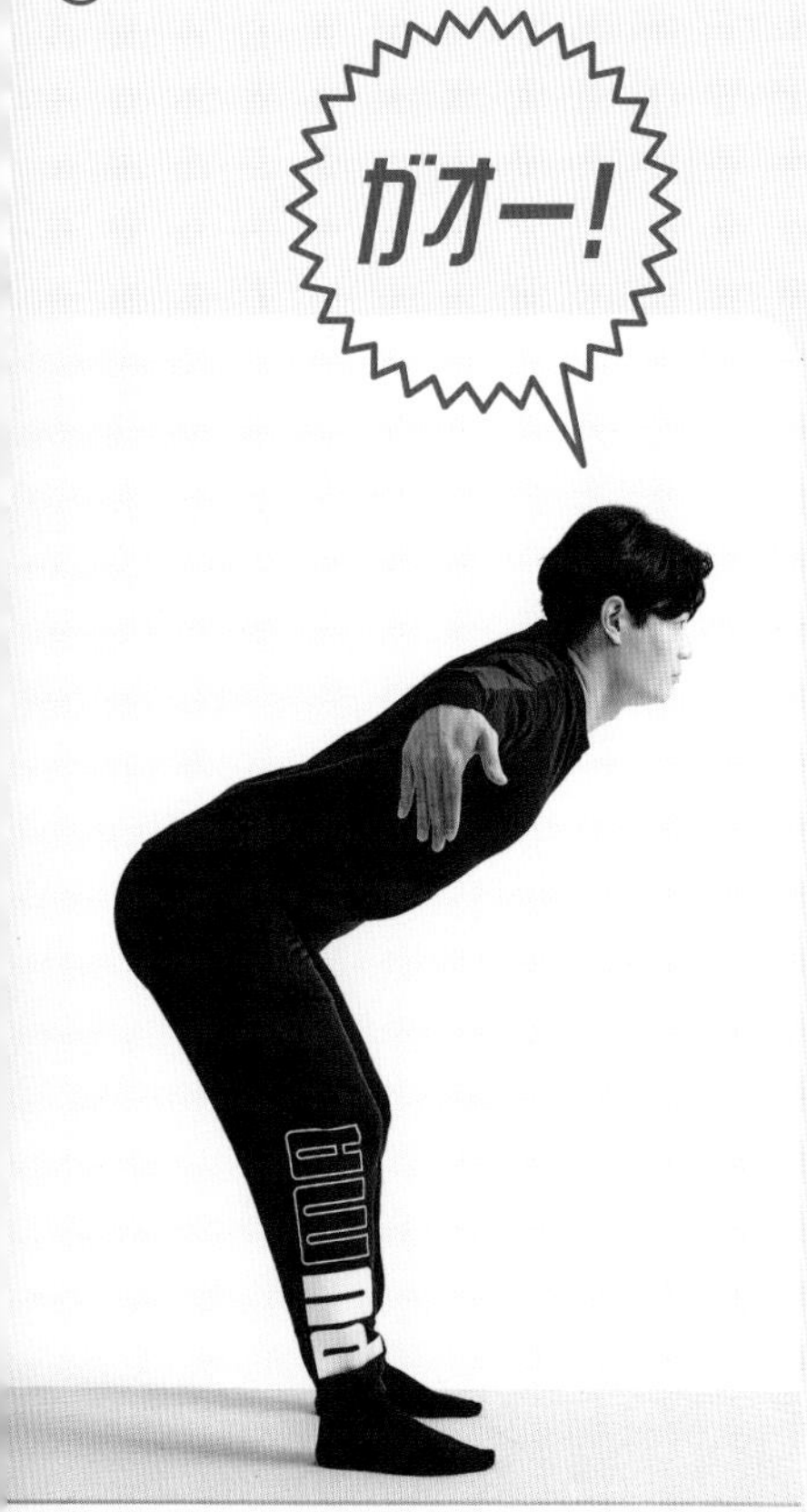

②

ゆっくりと腕を開こう

①の状態から両腕だけをゆっくりと広げていこう。両肩の間がグッと閉まるイメージで

1セット

一般・子ども・シニア 5回

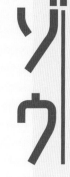

鼻をゆらす ゾウ

BEAST STRETCH

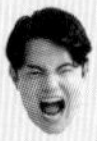

ELEPHANT

全身をゾウの特徴的な鼻にみたててゆらし
体の外側をリラックスさせよう。

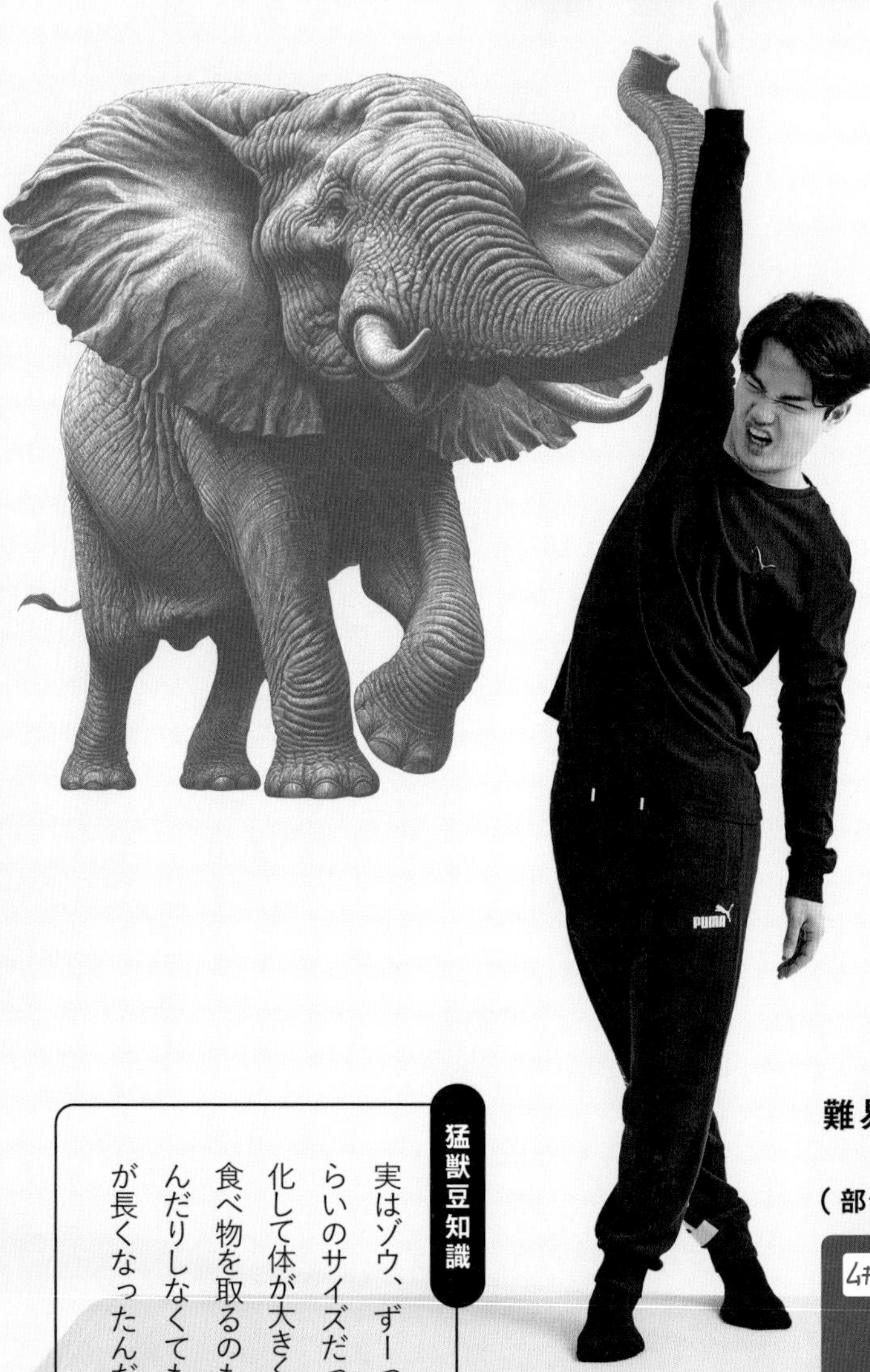

難易度 1

（部位）

ムキッ 体側
（わき腹・
もも外側）

パスワード
はP.8へ

猛獣豆知識

実はゾウ、ずーっと昔はブタくらいのサイズだったらしい。進化して体が大きくなっていくと、食べ物を取るのも一苦労。かがんだりしなくてもいいように鼻が長くなったんだって！

① 足を交差して片手を下へ

左足を前に、右足を後ろにクロスさせて立ち、右手をゾウの鼻のように下ろす

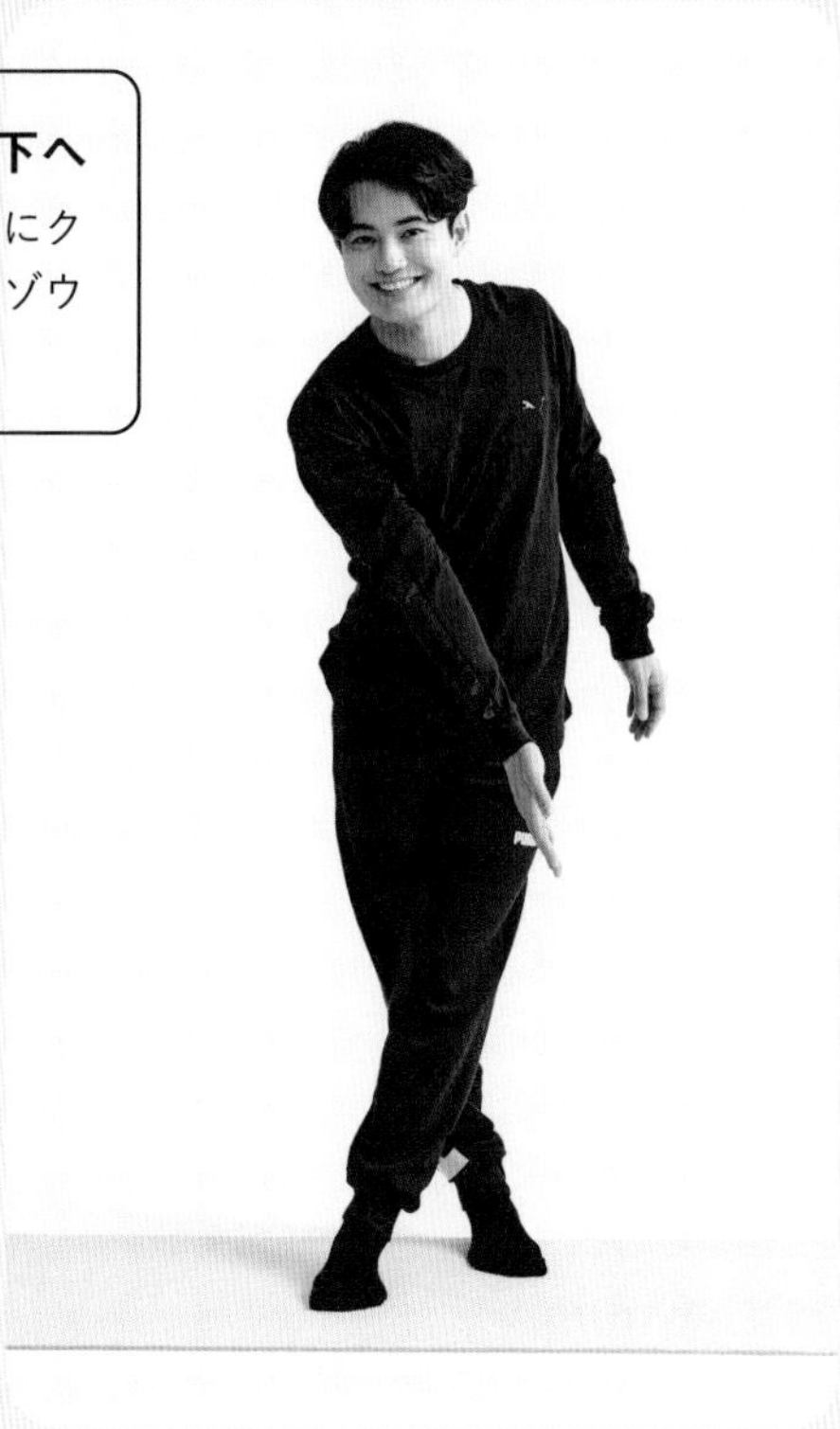

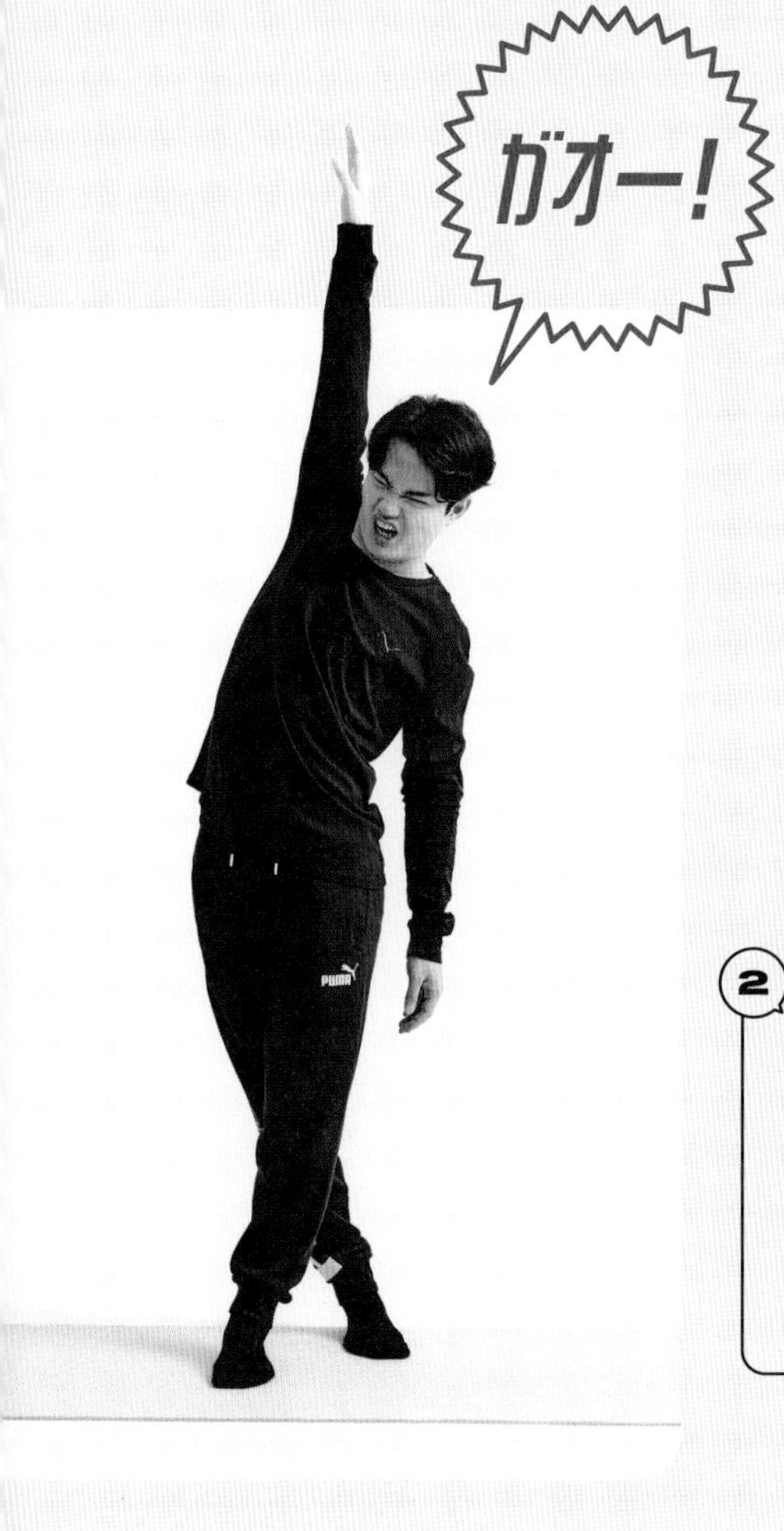

② 「ゾウの鼻」を持ち上げる

①の形から右手を上へ、ワキを伸ばすように持ち上げる。足と手を逆にしてもやろう

1セット

一般・子ども・シニア　片側3回　計6回

吠える ライオン

ライオンの咆哮は数キロ先まで届く。その勢いで思いっきりストレッチ！

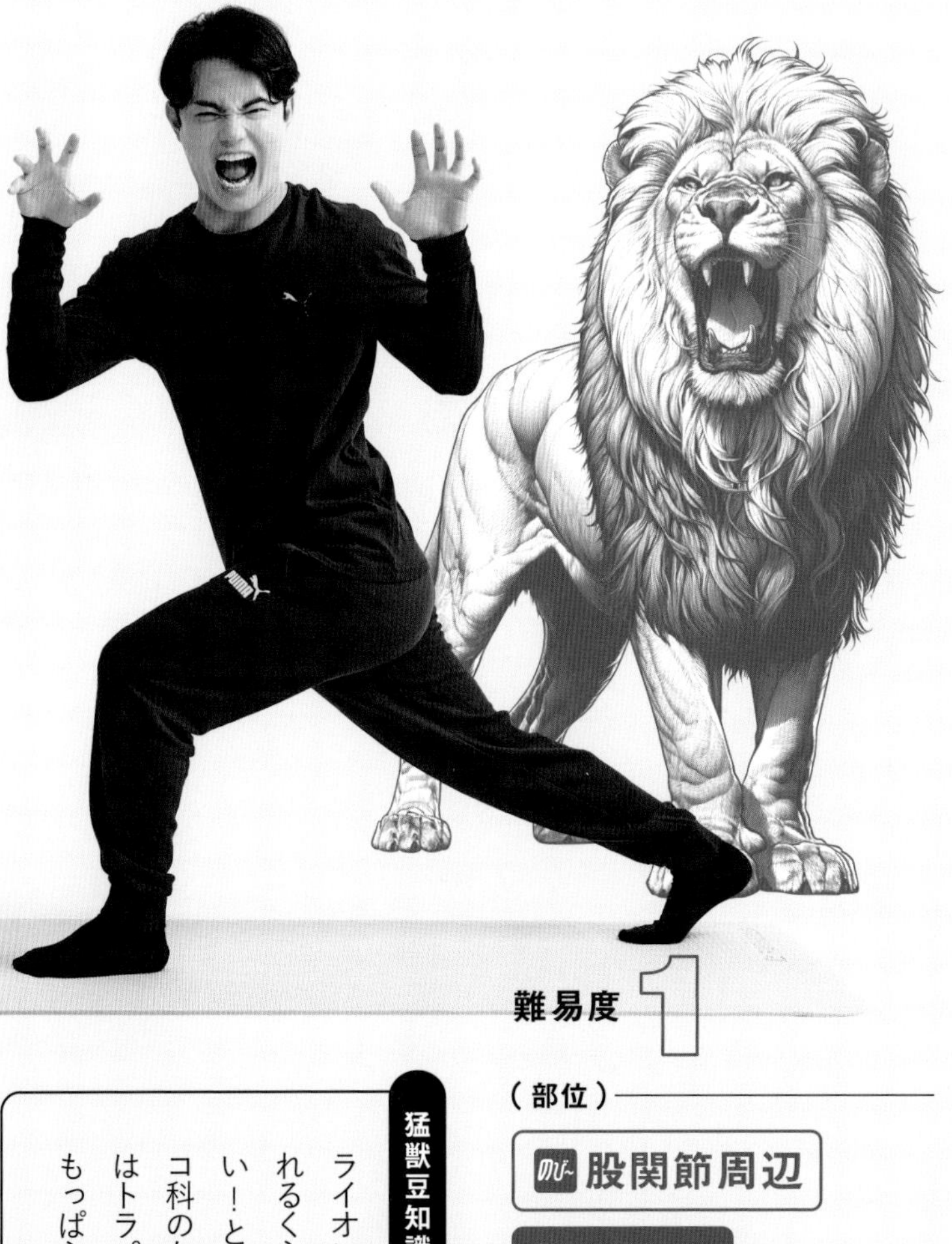

難易度 1

（部位）

のび〜 股関節周辺

ムキッ 体幹部

ムキッ 内転筋群

パスワードはP.8へ

猛獣豆知識

ライオンは「百獣の王」と言われるくらいなので大きくて、強い！と思われがちですが、ネコ科のなかでもっとも大きいのはトラ。しかも狩りをするのはもっぱらメスなんだって！

難易度 1 ライオン

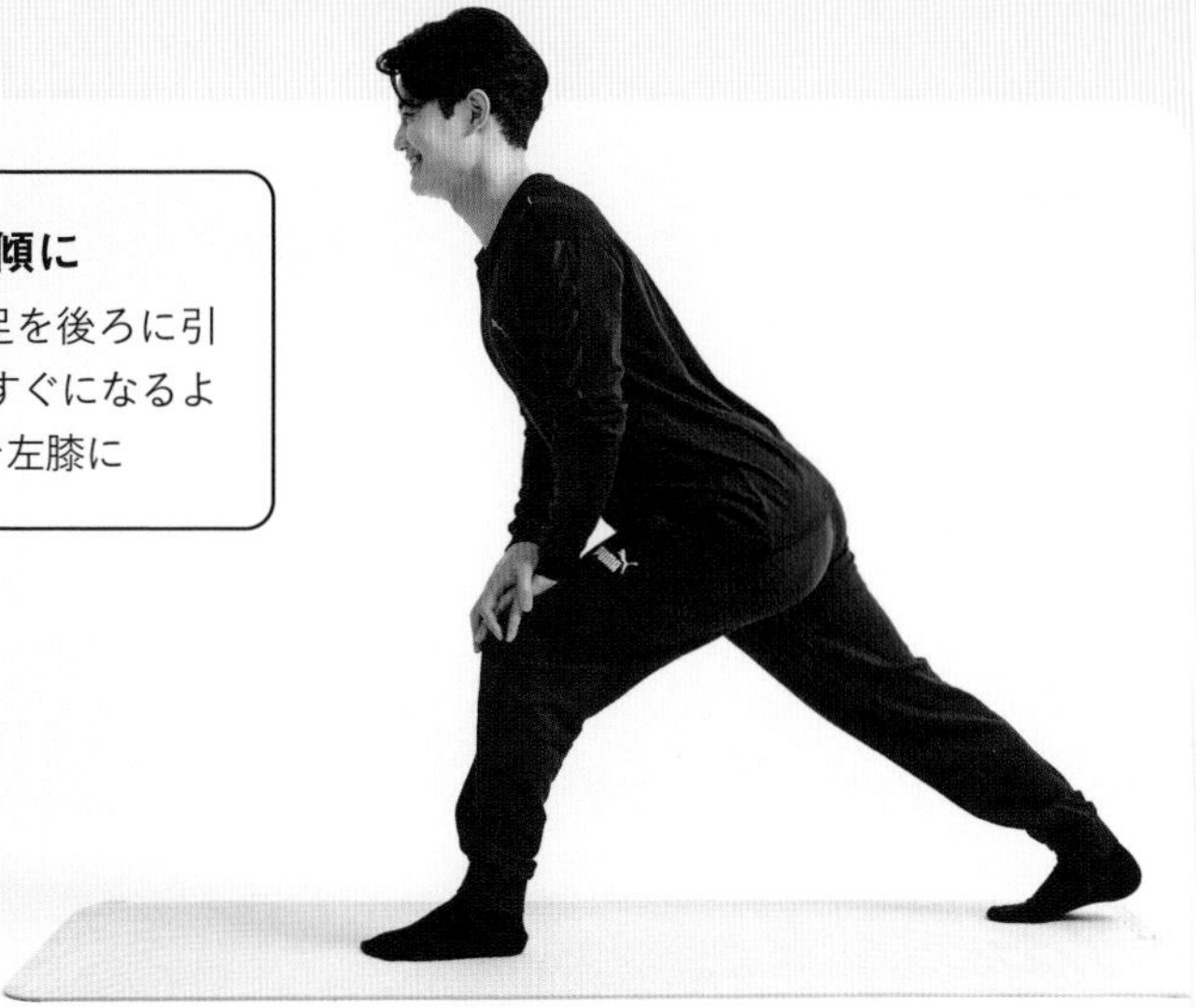

1

両足を広げ前傾に

左足を前に、右足を後ろに引いて背中が真っすぐになるように前傾し、手を左膝に

ガオー!

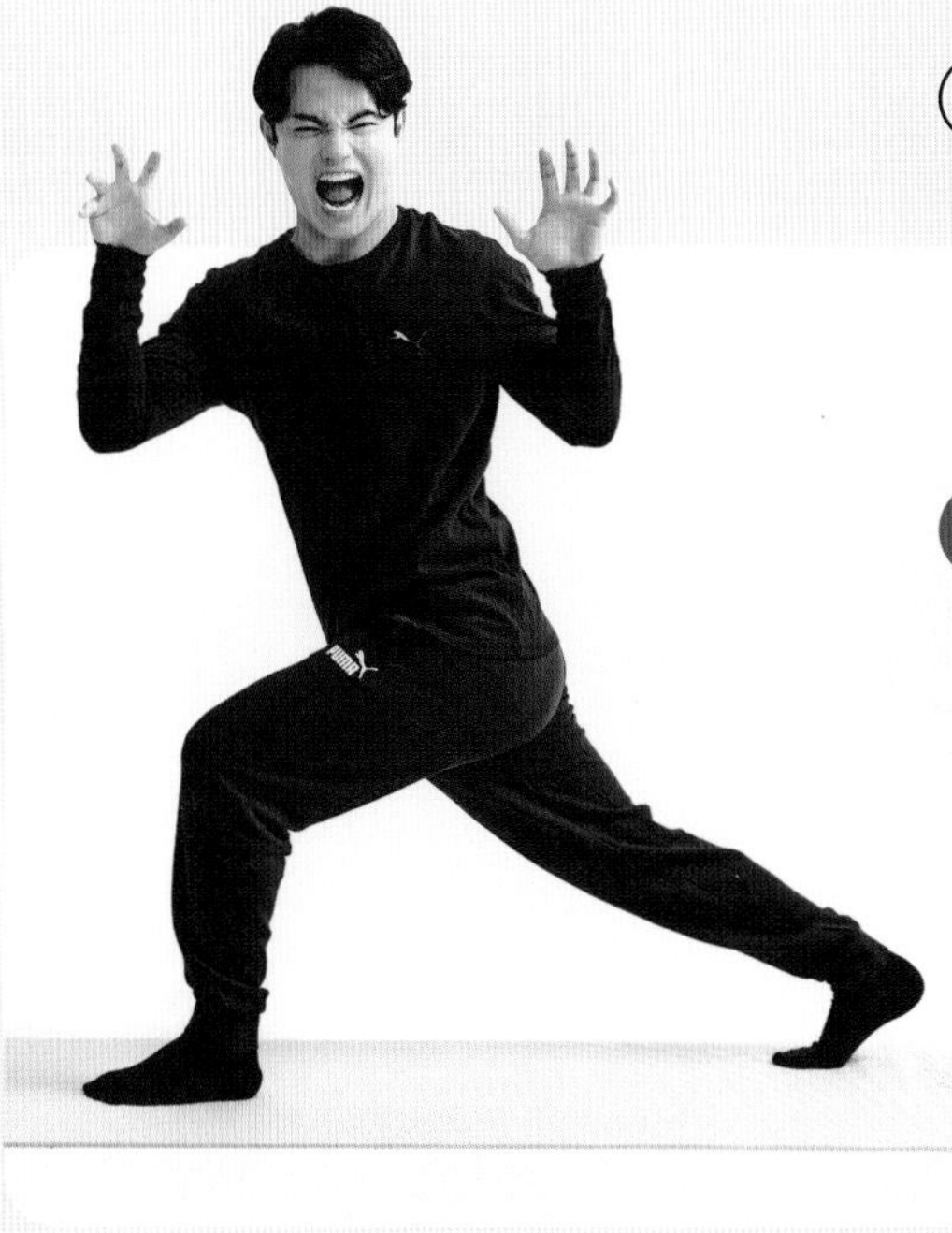

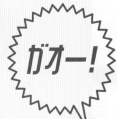

2

手を上げ腰を捻る

両手を開きながら、腰を大きく回すイメージで、息を吐きながら捻る。反対もやろう

別アングル

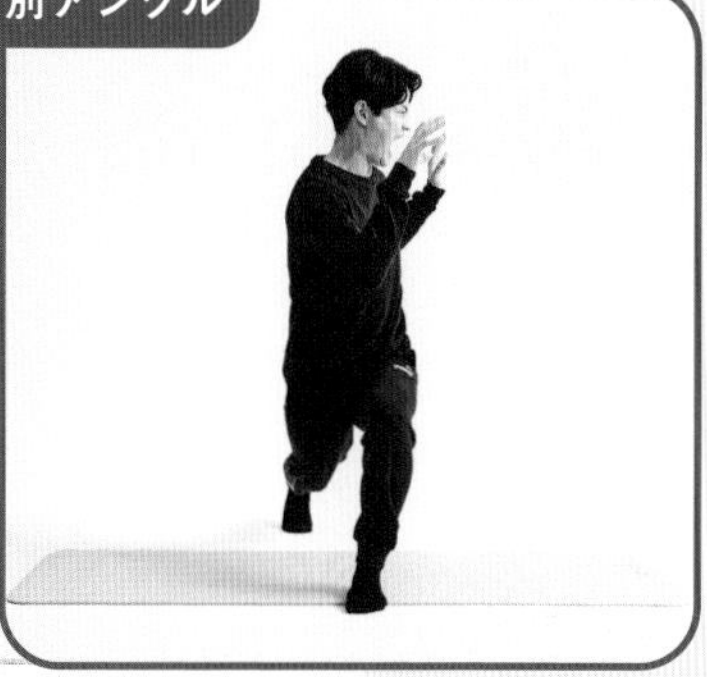

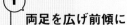

1セット

一般・子ども・シニア　片側 3 回　計 6 回

クマ

四つん這いで走る

その姿からは想像できない走力を持つ。
そんなクマの動きで足をストレッチ！

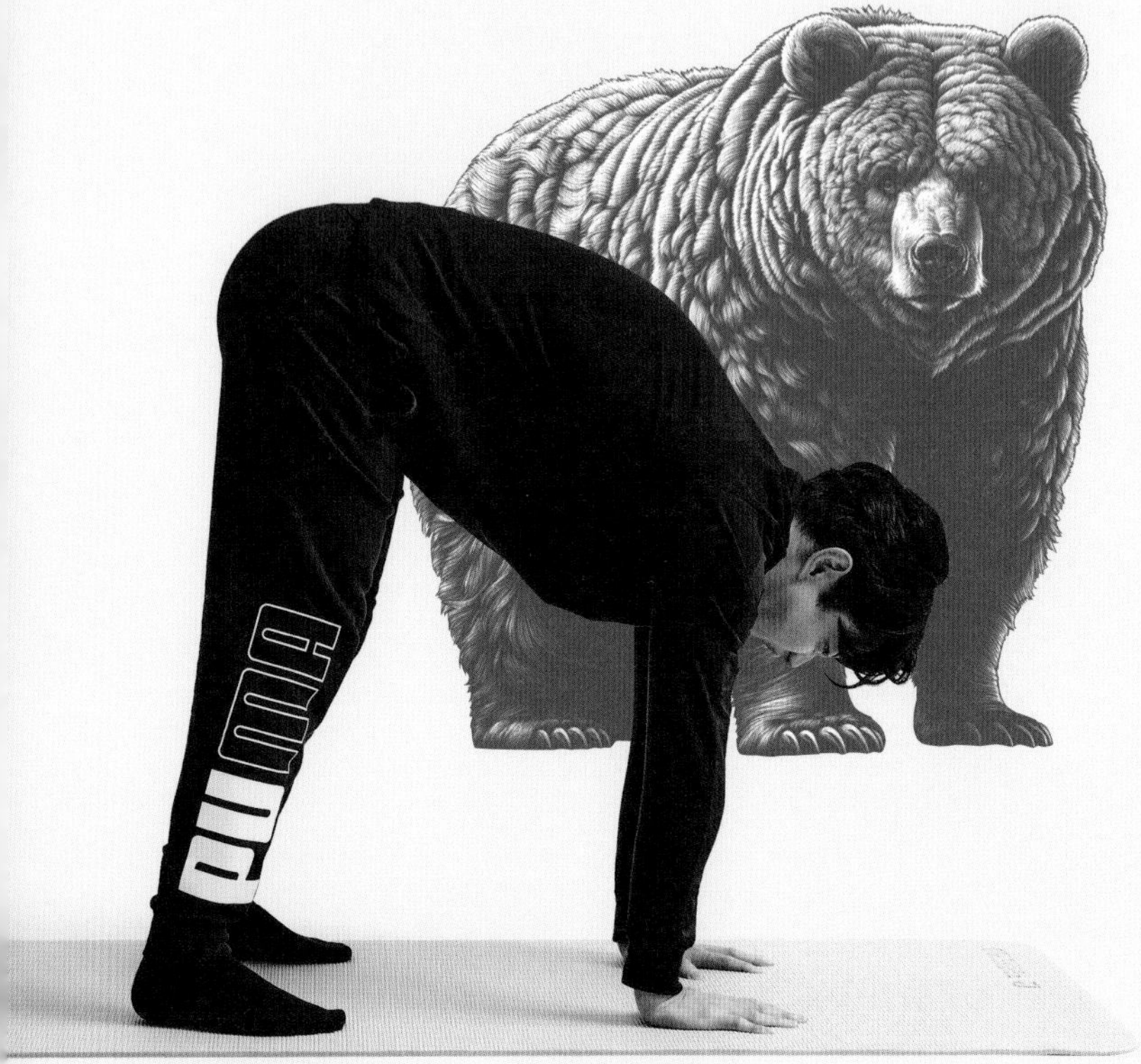

難易度 2

（部位）

のび~ もも裏

のび~ ふくらはぎ

パスワードはP.8へ

猛獣豆知識

クマは身体能力が高いことでもよく知られているよね。日本にも住んでいるツキノワグマは100メートルを7~8秒で走れるほど。鼻も犬と同じくらいによく効くし目もいいんだ！

難易度 2

クマ

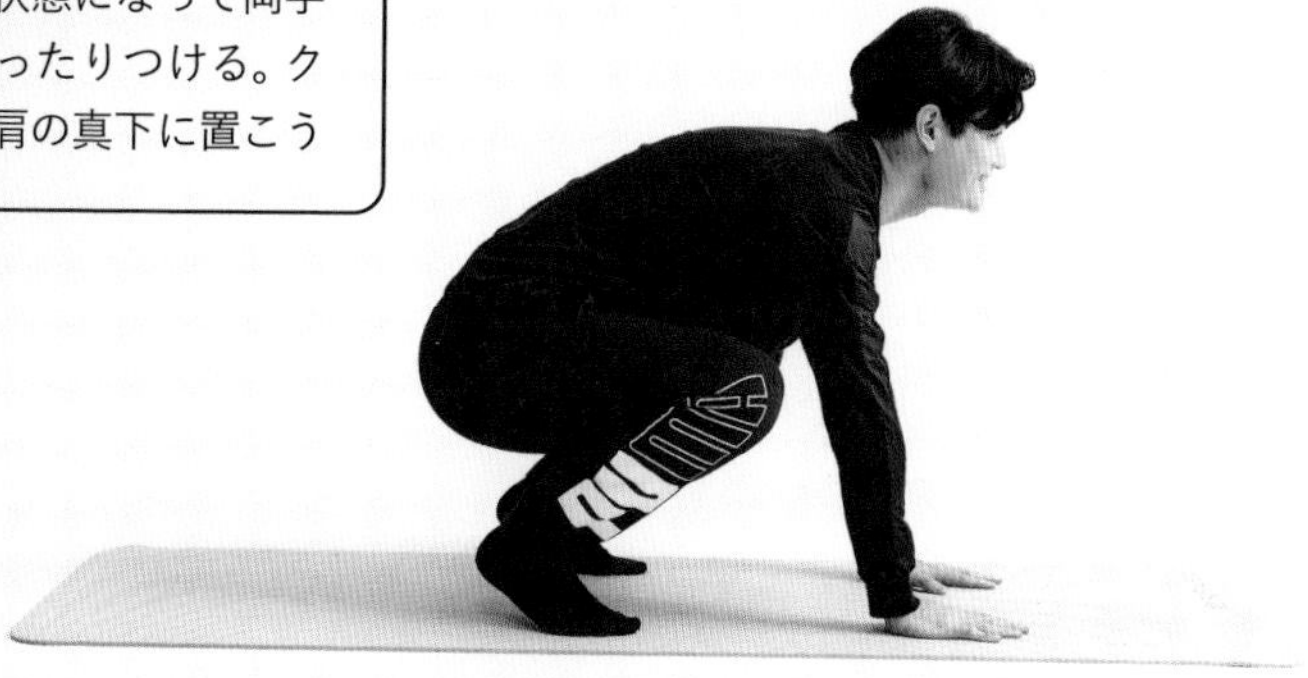

①

両手をついて構える

しゃがんだ状態になって両手を地面にぴったりつける。クマのように肩の真下に置こう

②

腰を持ち上げる

両手が動かないように地面につけたまま、「ガオー」と息を吐きながら腰を上げよう

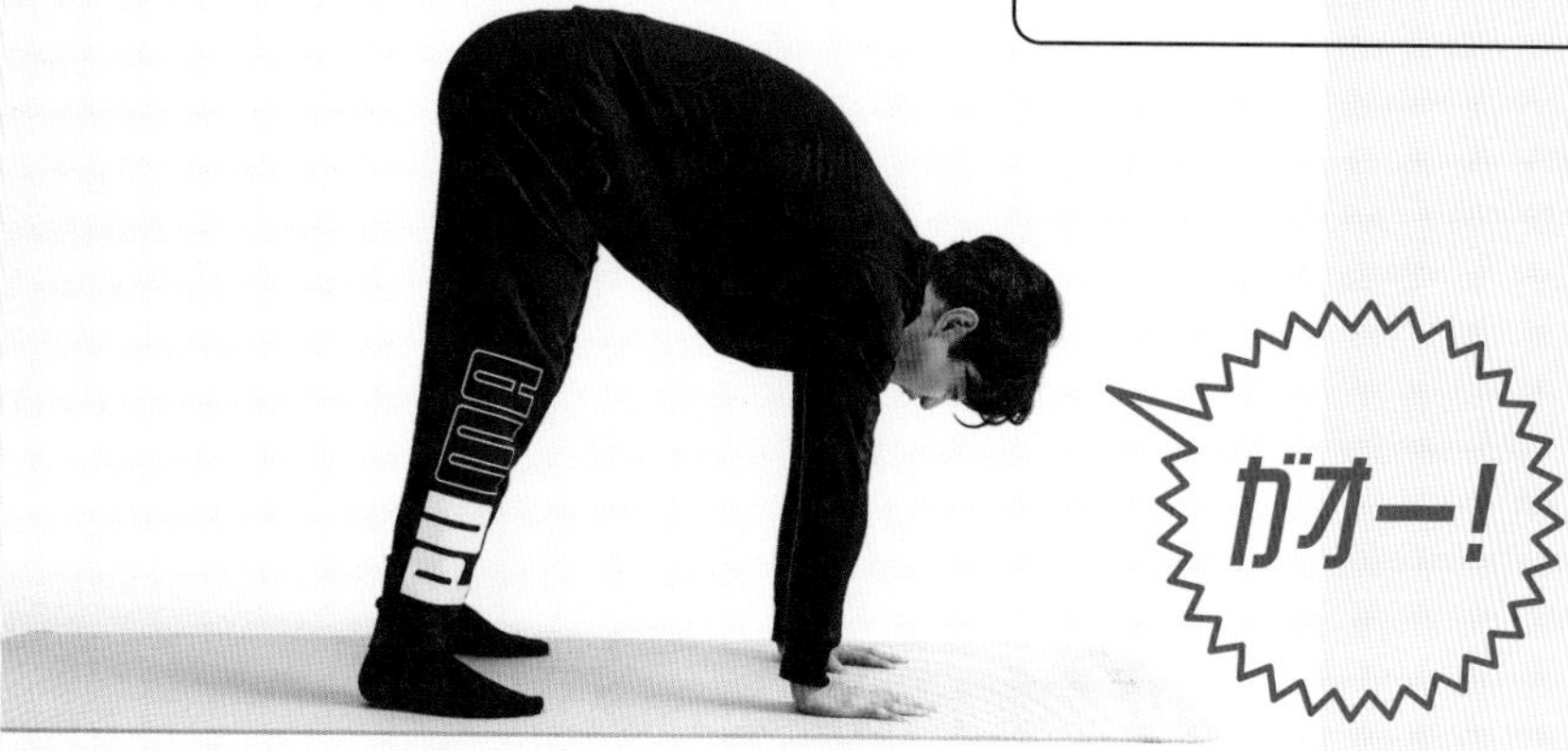

1セット

一般・子ども・シニア 3 回

カバ

BEAST STRETCH HIPPOPOTAMUS

水から顔を出す

その顎の力（噛む力）は草食動物最強！
大きく口を開ける姿勢は、とっても気持ちいい

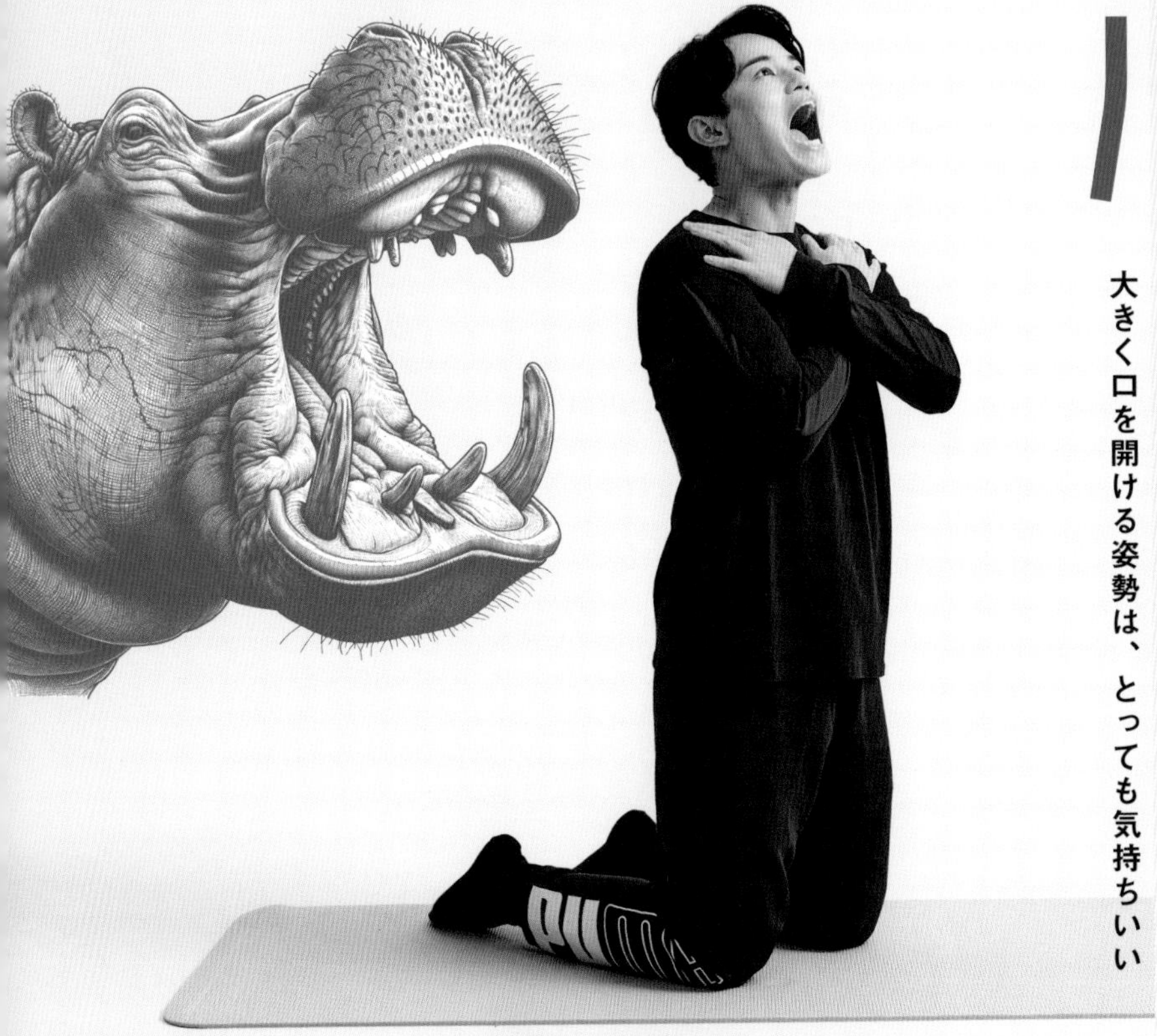

難易度 1

（部位）

ムキッ 顎周り

ムキッ 首（前側）

パスワードはP.8へ

猛獣豆知識

なんとなく優しそうに見えるカバ、実はものすごく強い。特に、縄張りに入ってきた動物に対してはライオンでも容赦しないんだ。その縄張りはうんちを飛ばして作っているよ。

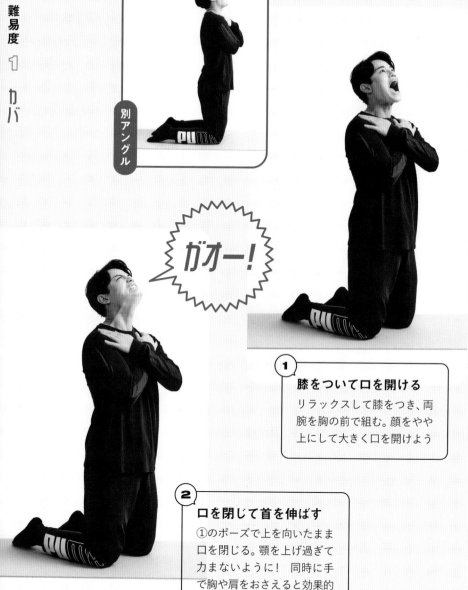

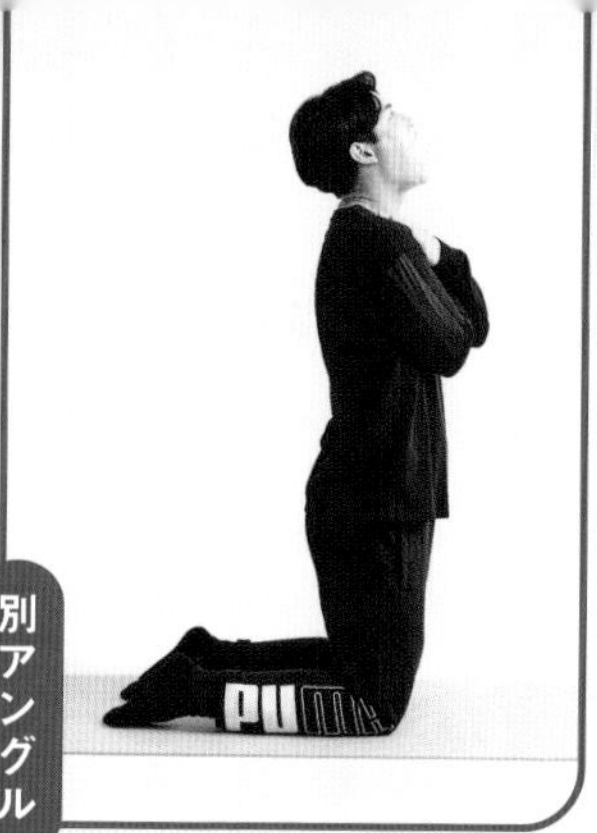

別アングル

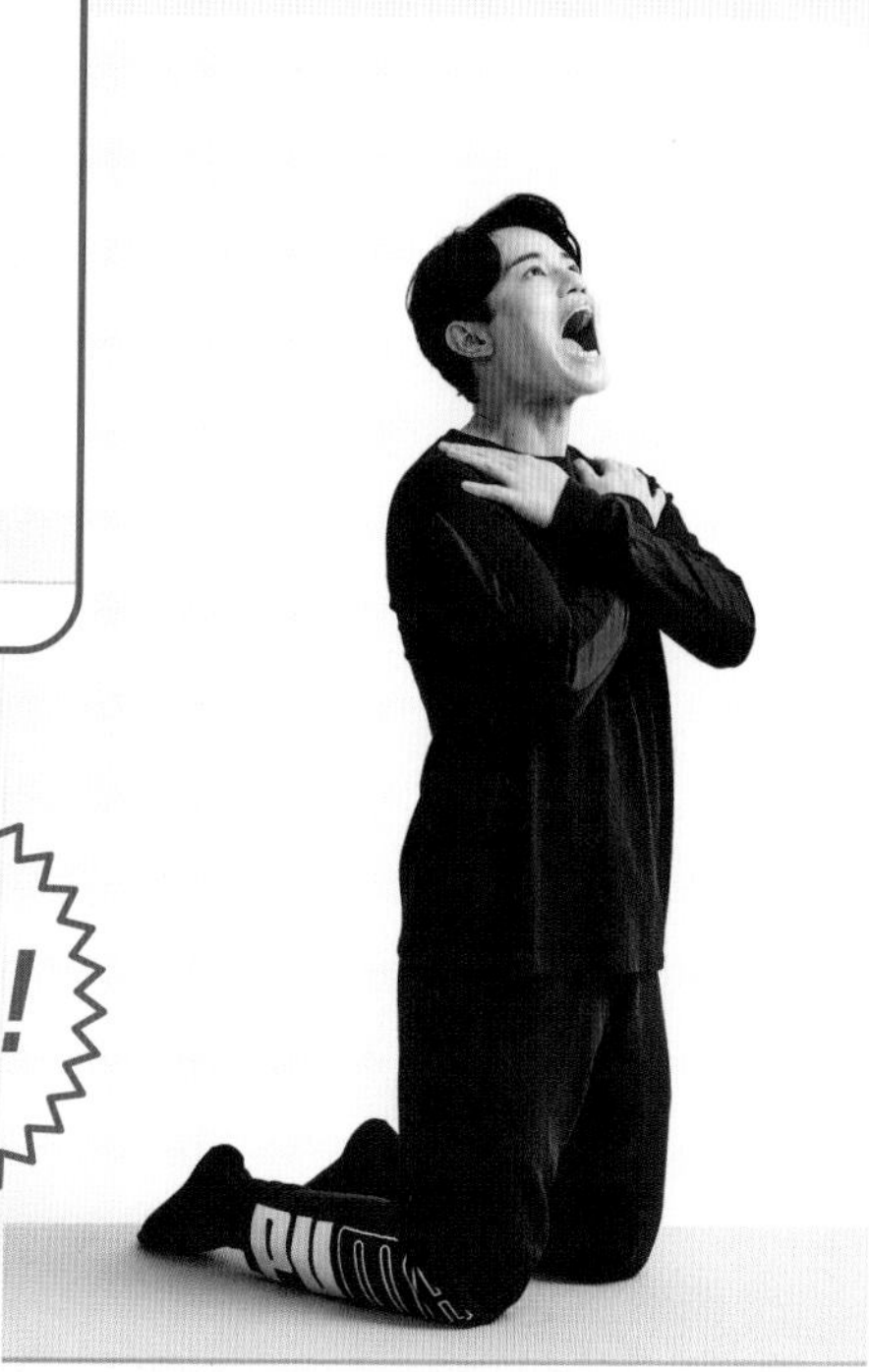

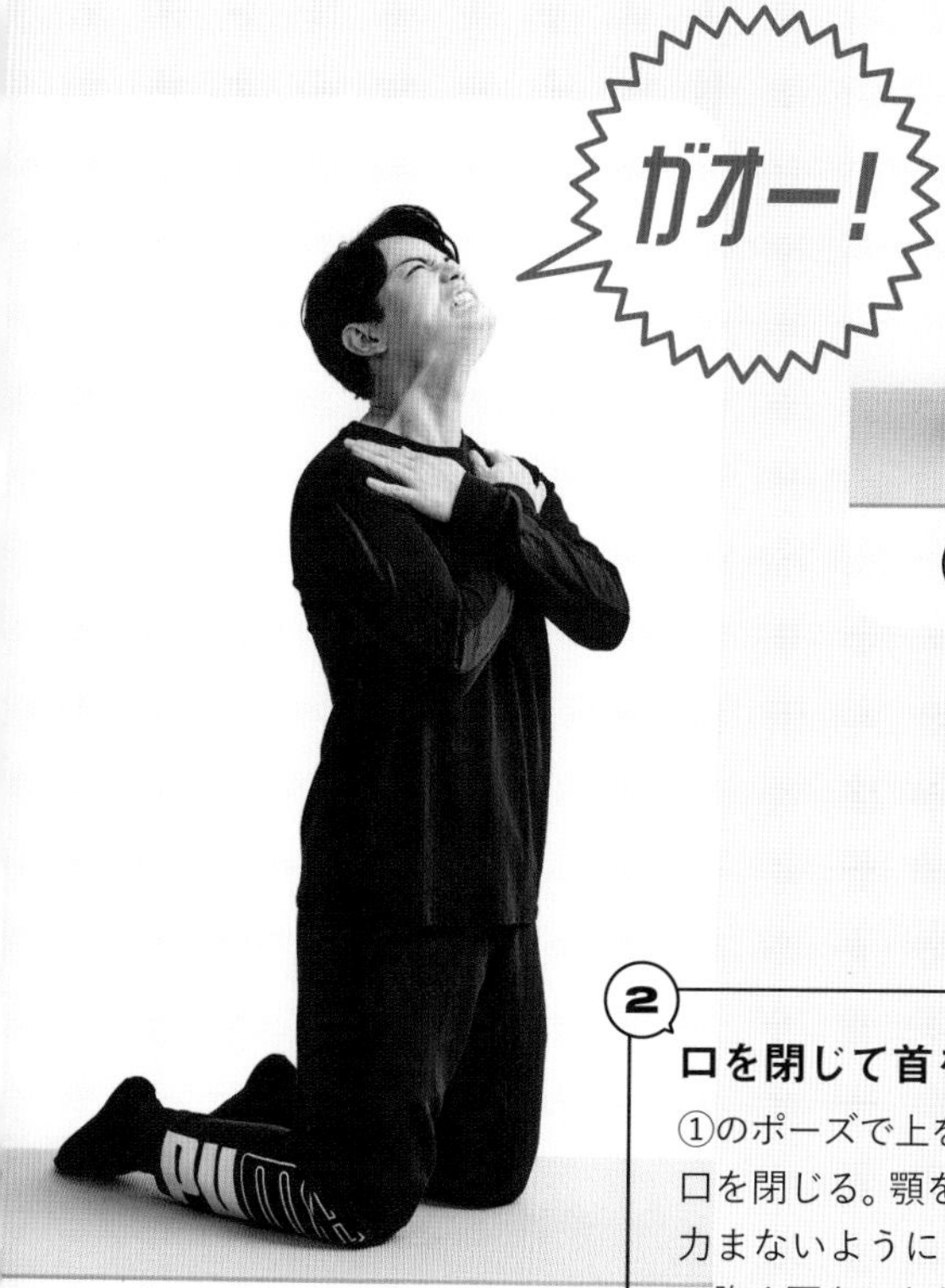

1 膝をついて口を開ける

リラックスして膝をつき、両腕を胸の前で組む。顔をやや上にして大きく口を開けよう

2 口を閉じて首を伸ばす

①のポーズで上を向いたまま口を閉じる。顎を上げ過ぎて力まないように！　同時に手で胸や肩をおさえると効果的

1セット

一般・子ども・シニア 3回

BEAST STRETCH

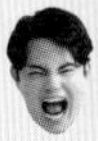

SNAKE

とぐろを巻くヘビ

「とぐろ」を巻いた姿勢でお尻を伸ばす！
ヘビはほとんどの時間をこの姿勢で過ごすよ。

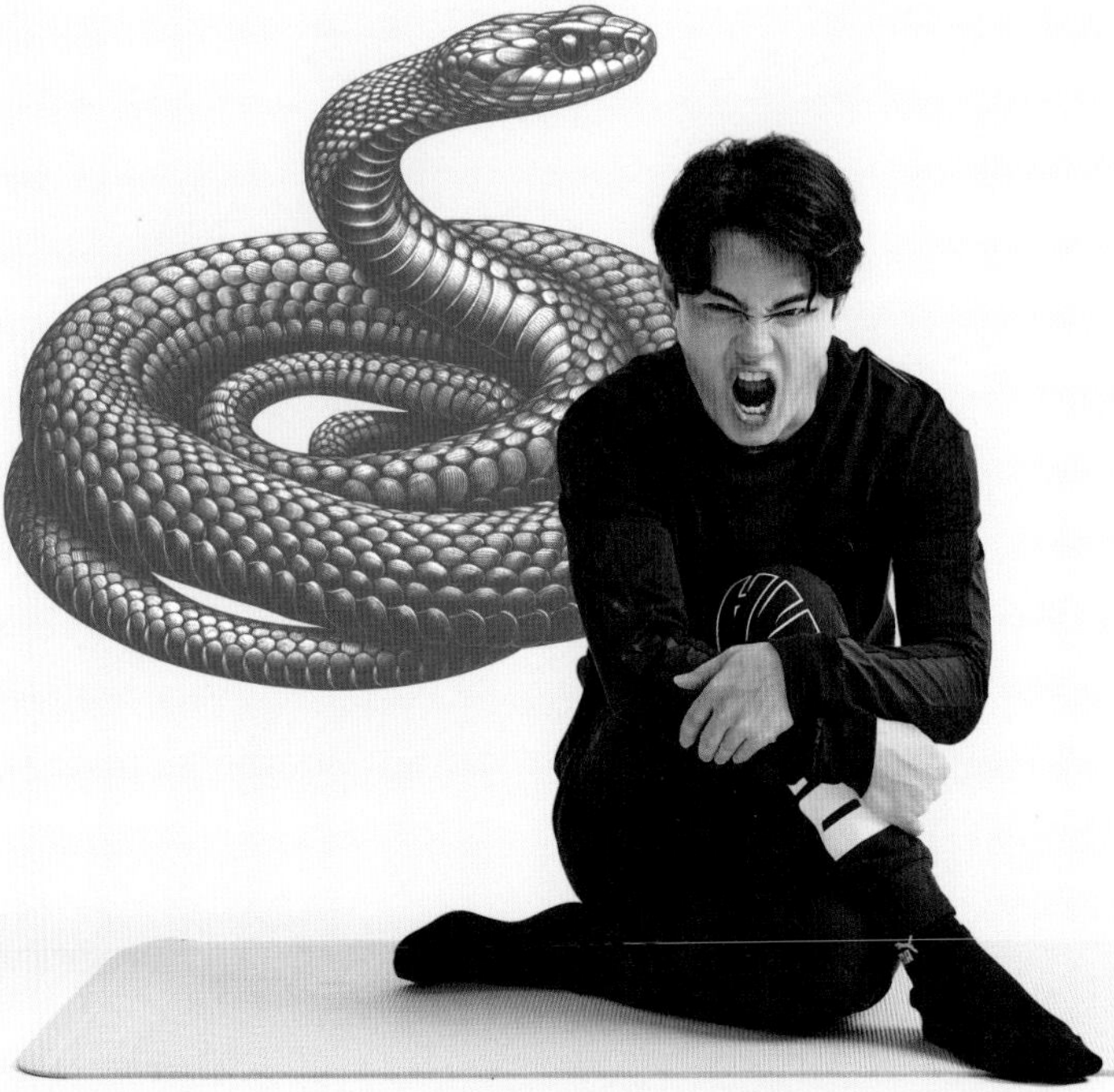

難易度 2

（部位）

ムキッ（立てた）足のお尻からももの外側

パスワードはP.8へ

猛獣豆知識

とぐろが巻けるほどやわらかいヘビの体。だけどちゃんと骨があるんだよ。背骨（椎骨）だって200〜400本もあるんだ。関節が多いからクネクネ動けると言われているよ。

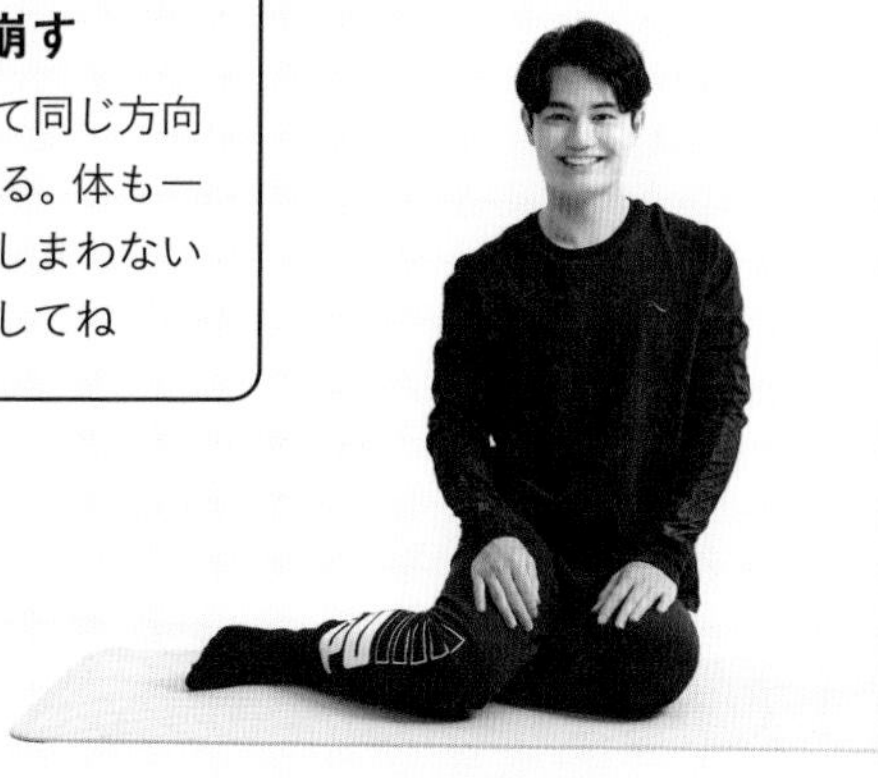

1 両足を同じ方に崩す

両足を崩して同じ方向に向けて座る。体も一緒に傾いてしまわないように注意してね

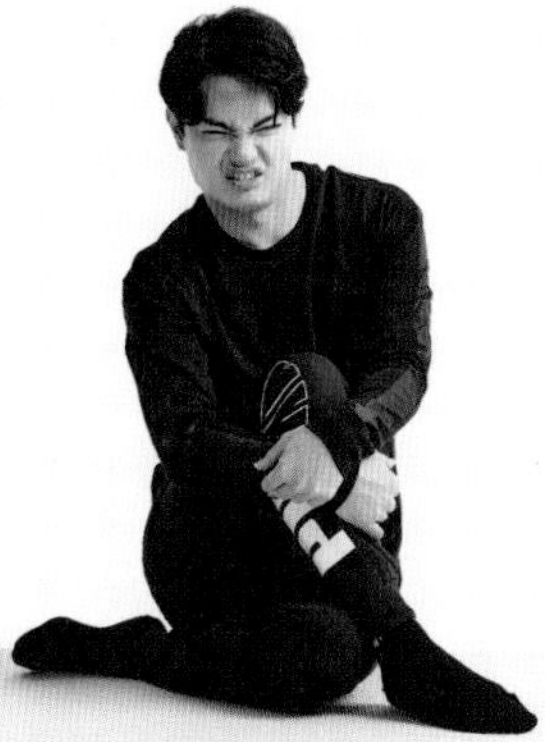

2 足をクロスさせる

外側の足で内側の足をまたぐようにしてクロスさせて、その足の膝を抑えよう

ガオー!

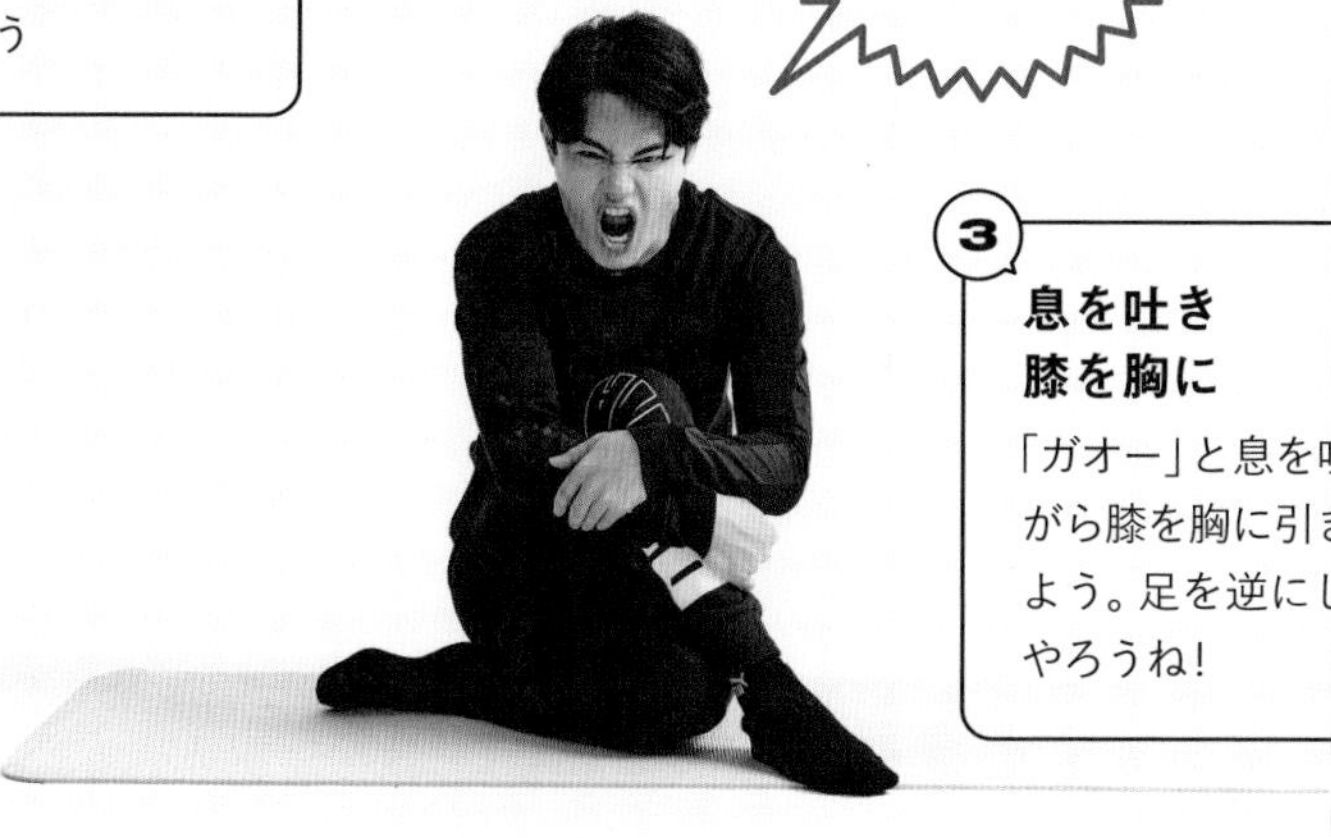

3 息を吐き膝を胸に

「ガオー」と息を吐きながら膝を胸に引き付けよう。足を逆にしてもやろうね!

1セット

一般・子ども・シニア 息を吐いて10秒 呼吸を3回

BEAST STRETCH 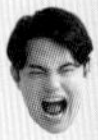 PANDA

笹の葉を食べる
パンダ

**笹の葉を食べているパンダの姿勢から
ちょっと体を捻って腹筋に刺激を入れよう！**

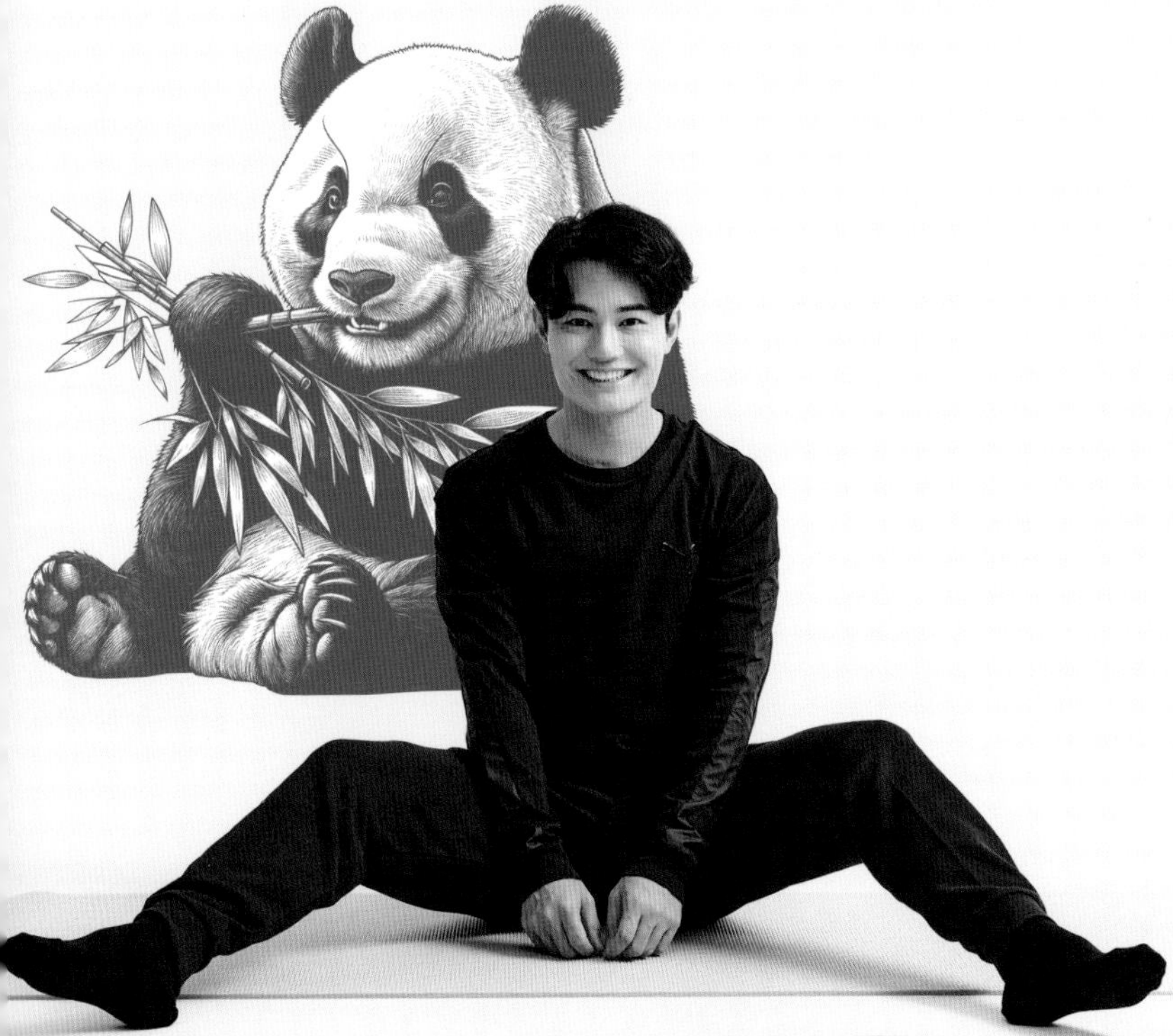

難易度 3

（部位）

- のび~ 腹斜筋
- ムキッ 腹斜筋
- ムキッ 内転筋

パスワード
はP.8へ

猛獣豆知識

パンダは群れを作らず個体で生きる動物なんだ。一日のほとんどの時間で食事をしていると言われているよ。一日に食べる量はなんと10～30キロとも。体重の半分近くなんだって。

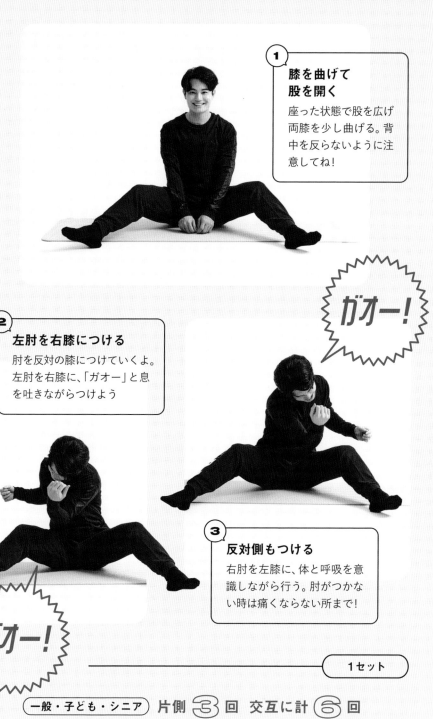

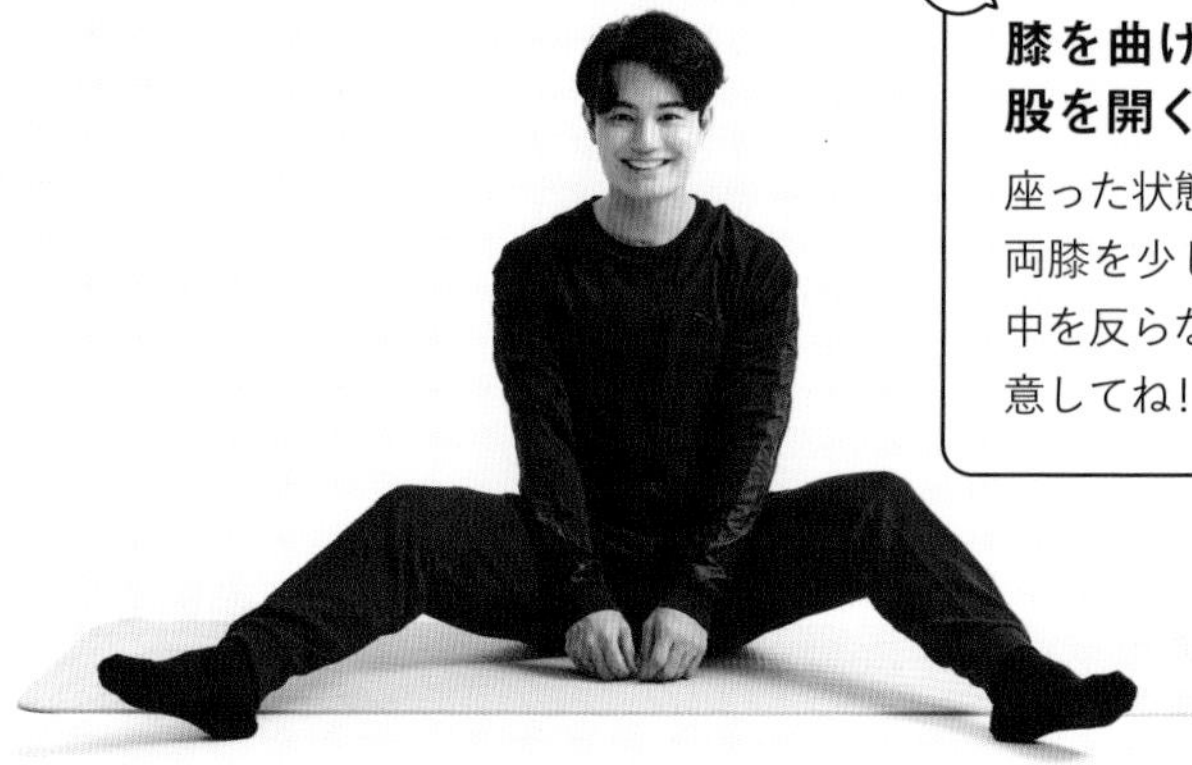

1 膝を曲げて股を開く

座った状態で股を広げ両膝を少し曲げる。背中を反らないように注意してね!

2 左肘を右膝につける

肘を反対の膝につけていくよ。左肘を右膝に、「ガオー」と息を吐きながらつけよう

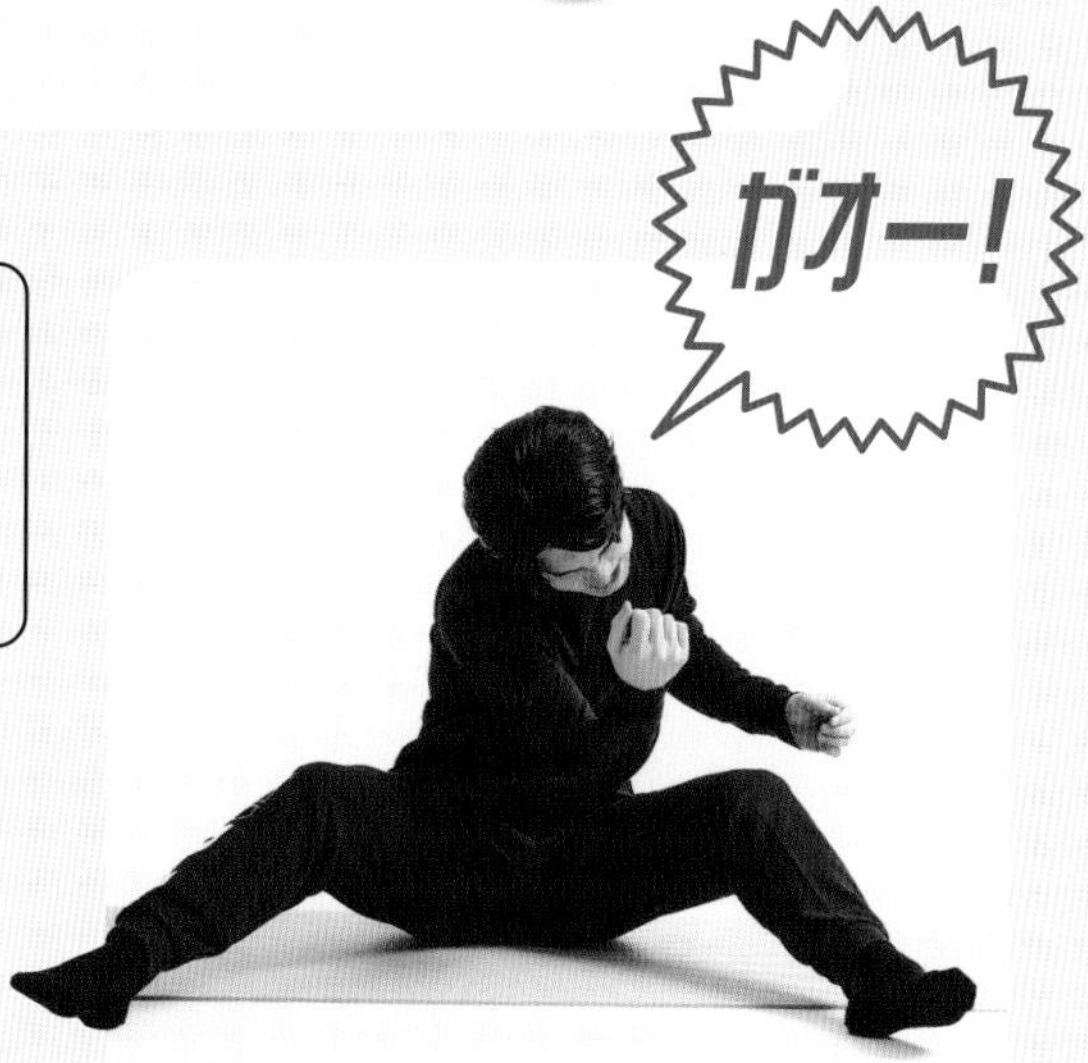

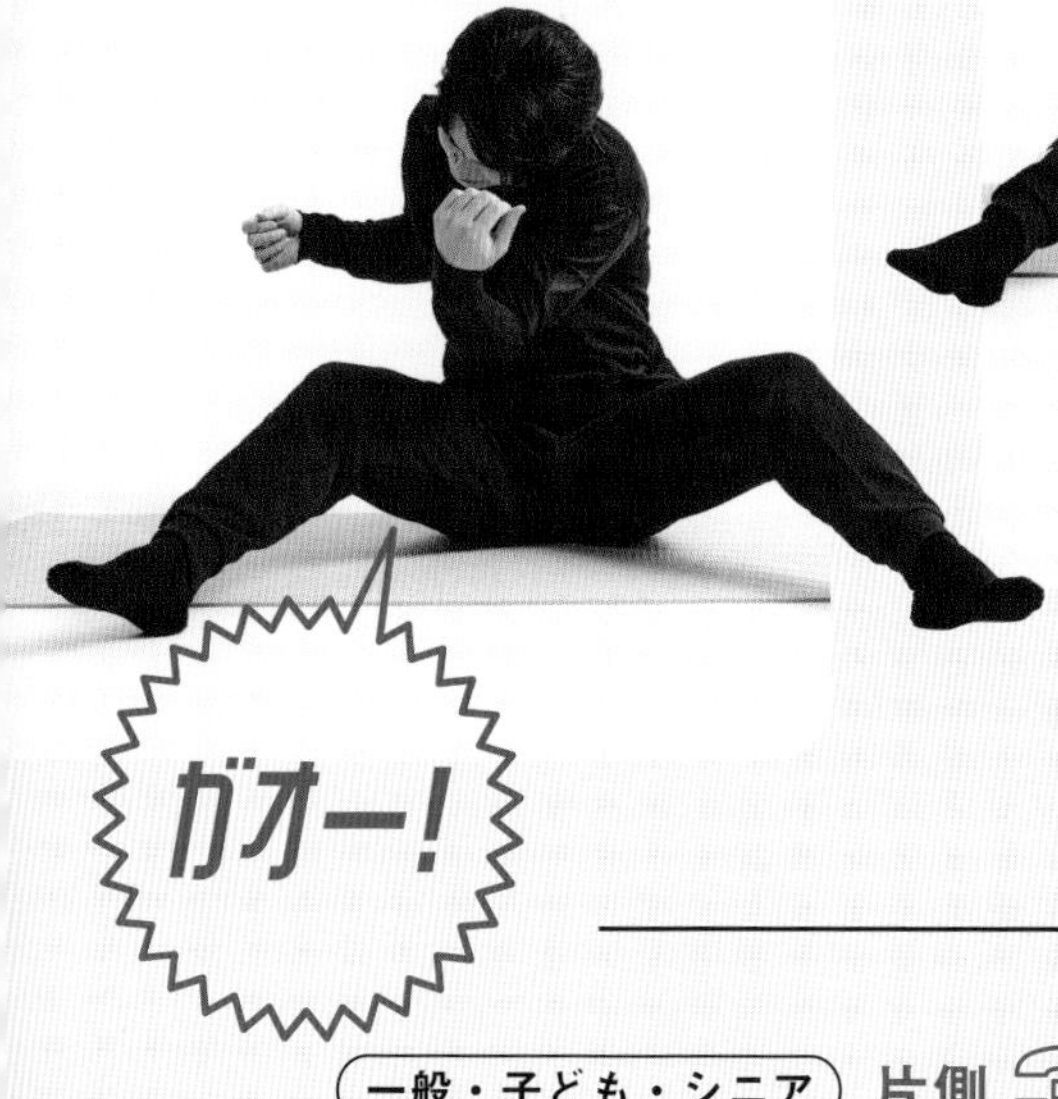

3 反対側もつける

右肘を左膝に、体と呼吸を意識しながら行う。肘がつかない時は痛くならない所まで!

1セット

一般・子ども・シニア　片側 3 回　交互に計 6 回

BEAST STRETCH KANGAROO

子どもを守る カンガルー

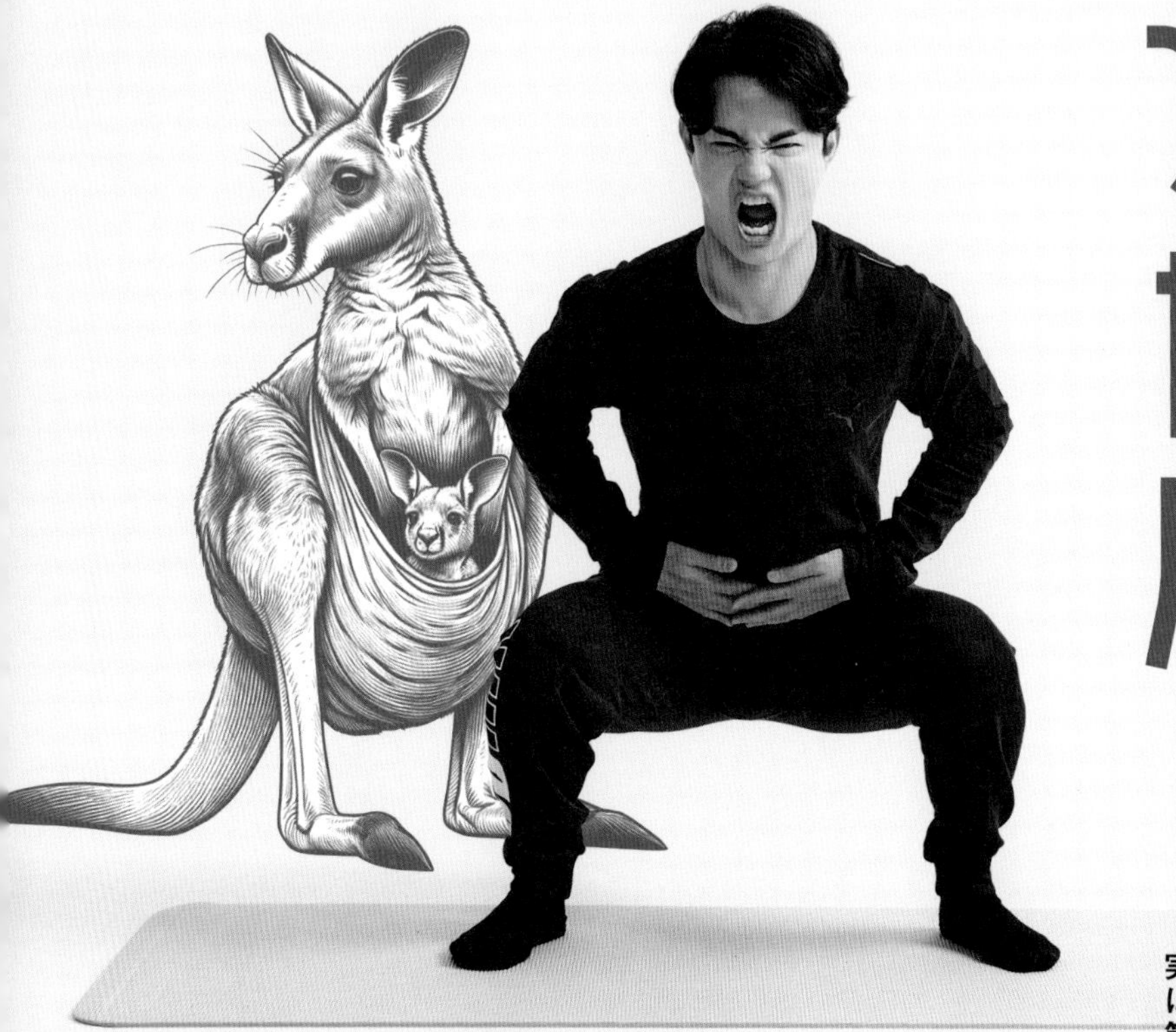

かわいく飛び跳ねる動物、カンガルー。
実は筋骨隆々、その力強さを身につけよう！

難易度 3

（部位）

ムキッ 腹筋　ムキッ お尻　ムキッ 太もも

パスワードはP.8へ

猛獣豆知識

カンガルーというとお母さんのお腹の袋「育児嚢」に目が行きがちだけど、尾もとても特徴的。長い尾は走るときや跳ぶときに地面に接してバランスを取るよ。

1 両足を広げ手をお腹に

お腹にいる子どもを守るカンガルーのように両足を開いて手を腹に

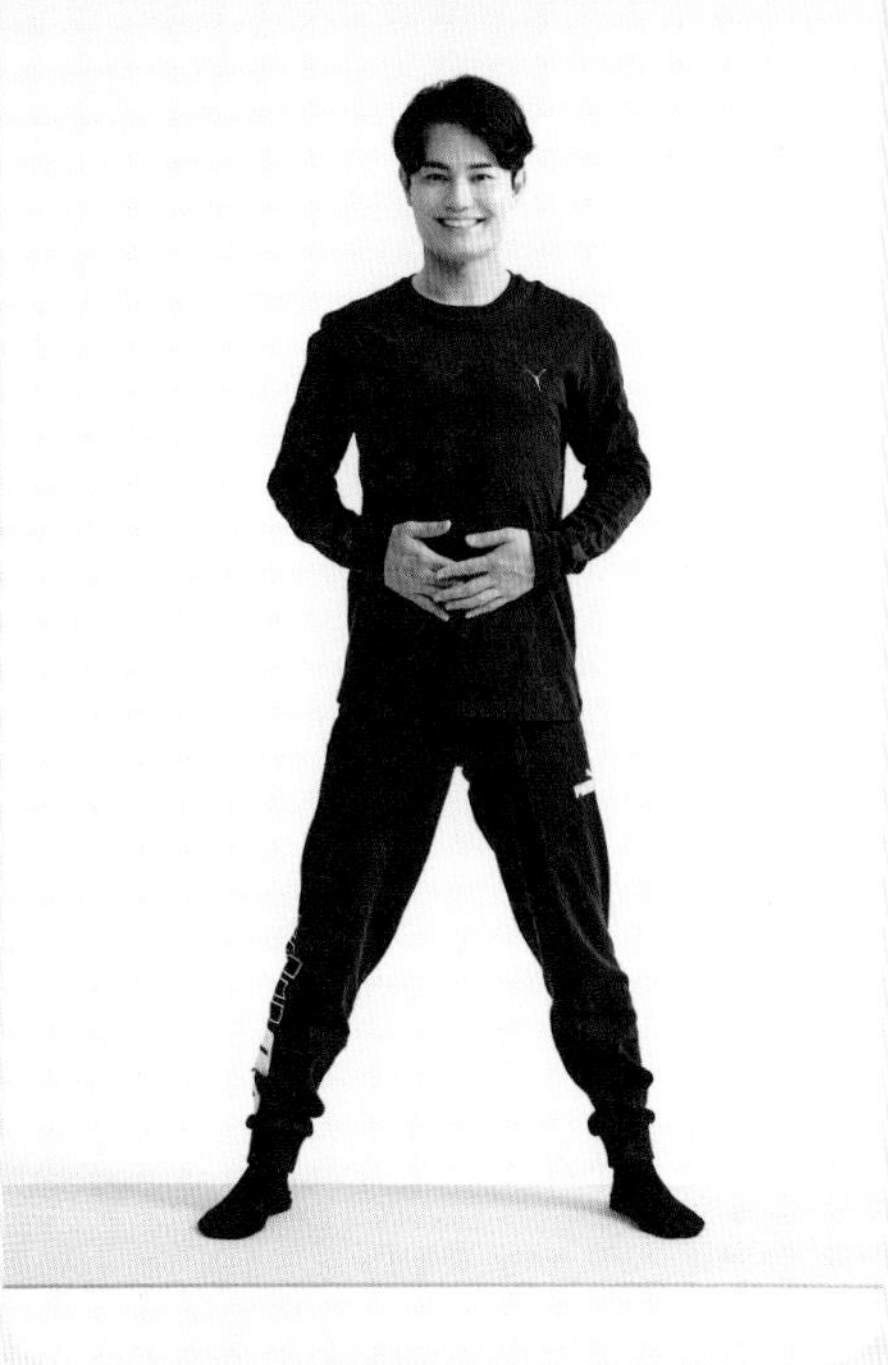

2 お腹を支点に腰を落とす

①の体勢のまま腰を落とそう。お尻が下がり過ぎないよう、地面と太ももを平行にね

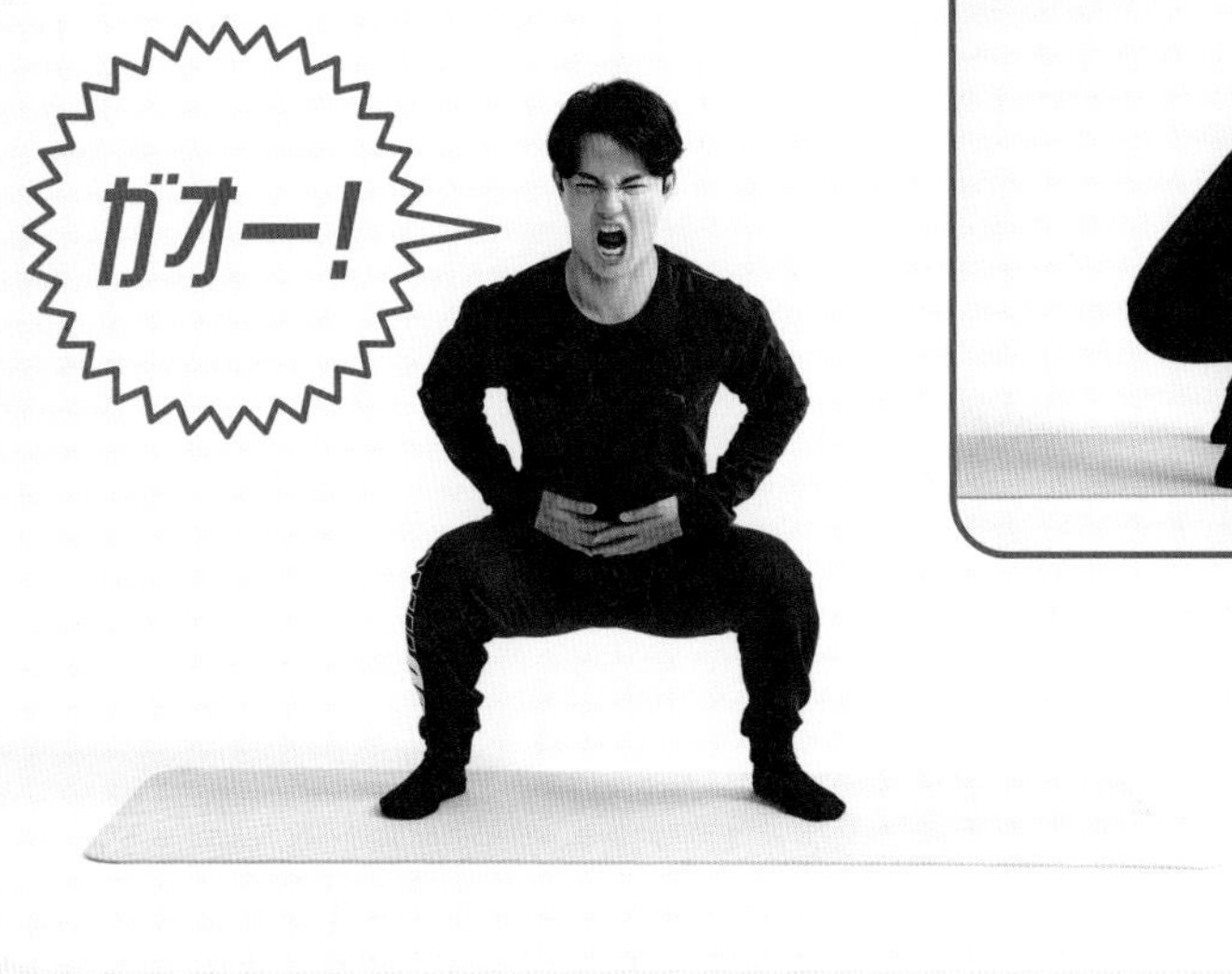

別アングル

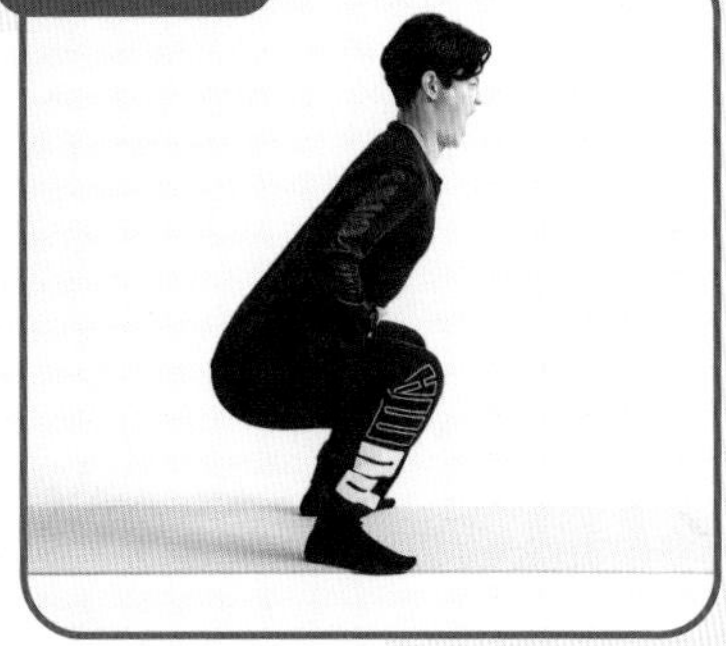

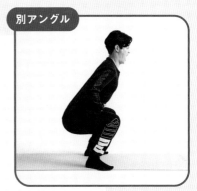

1セット

一般・子ども・シニア 5回

BEAST STRETCH PENGUIN

トコトコ歩くペンギン

実はずっと腰を曲げて歩いているペンギン。
長い脚を折り曲げた姿勢でももを伸ばそう！

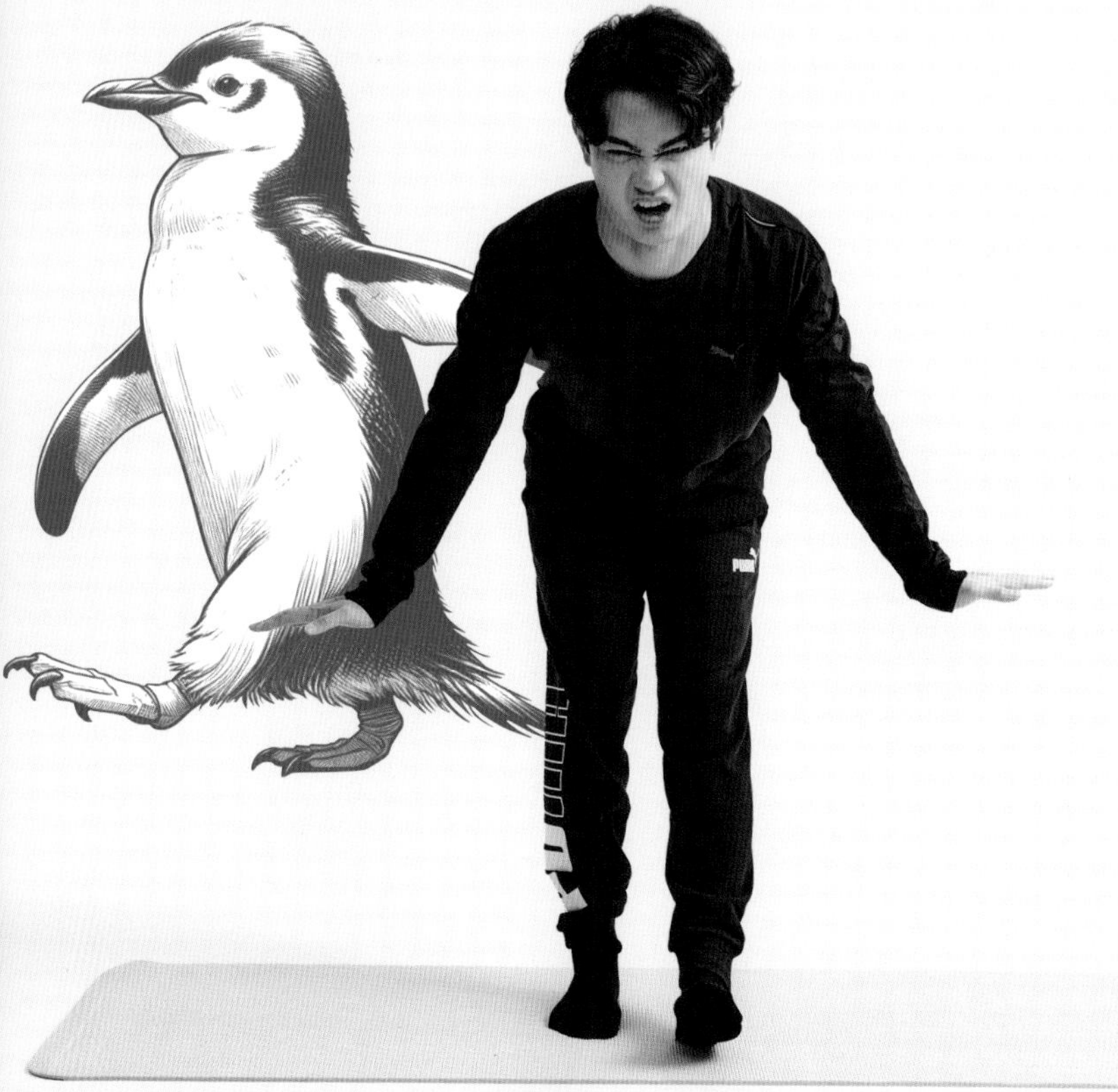

難易度 1

（部位）

のび~ もも裏

パスワードはP.8へ

猛獣豆知識

「飛ばない鳥」と言われるペンギンは、その代わりにとても速く泳いで獲物となる魚を捕まえることができるんだ。一番速く泳げるペンギンは、時速35キロメートルとクルマ並み！

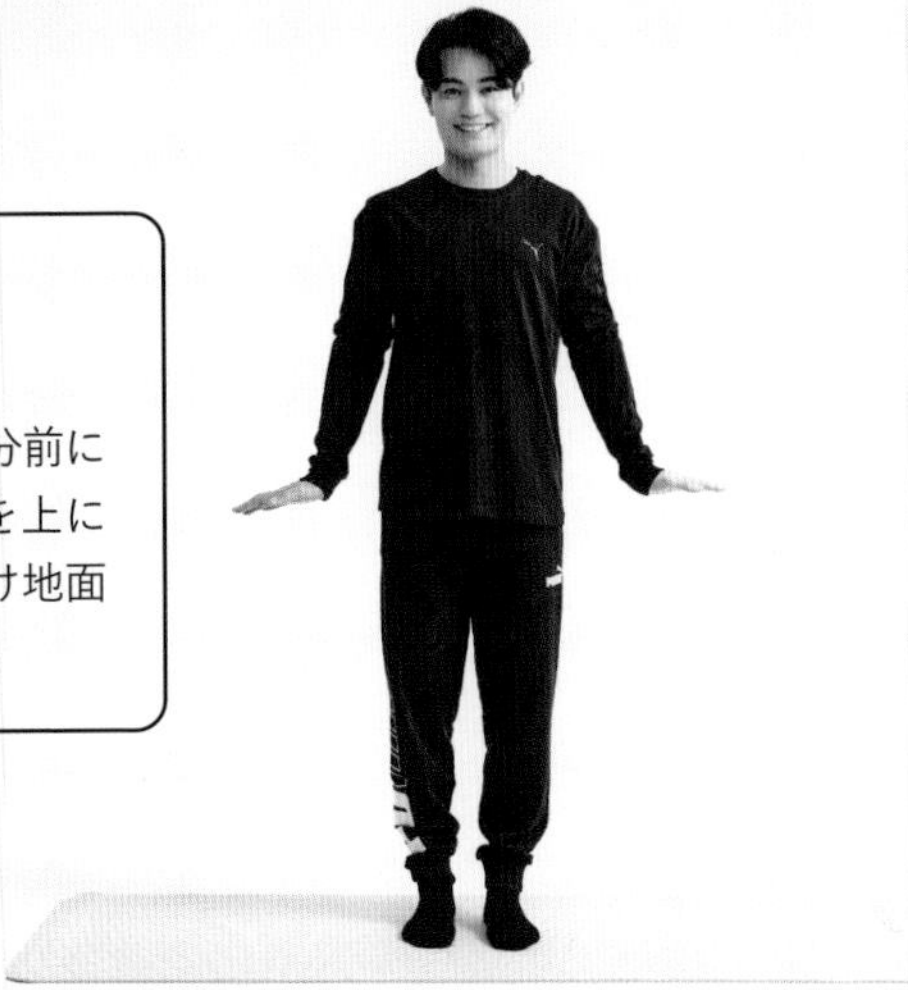

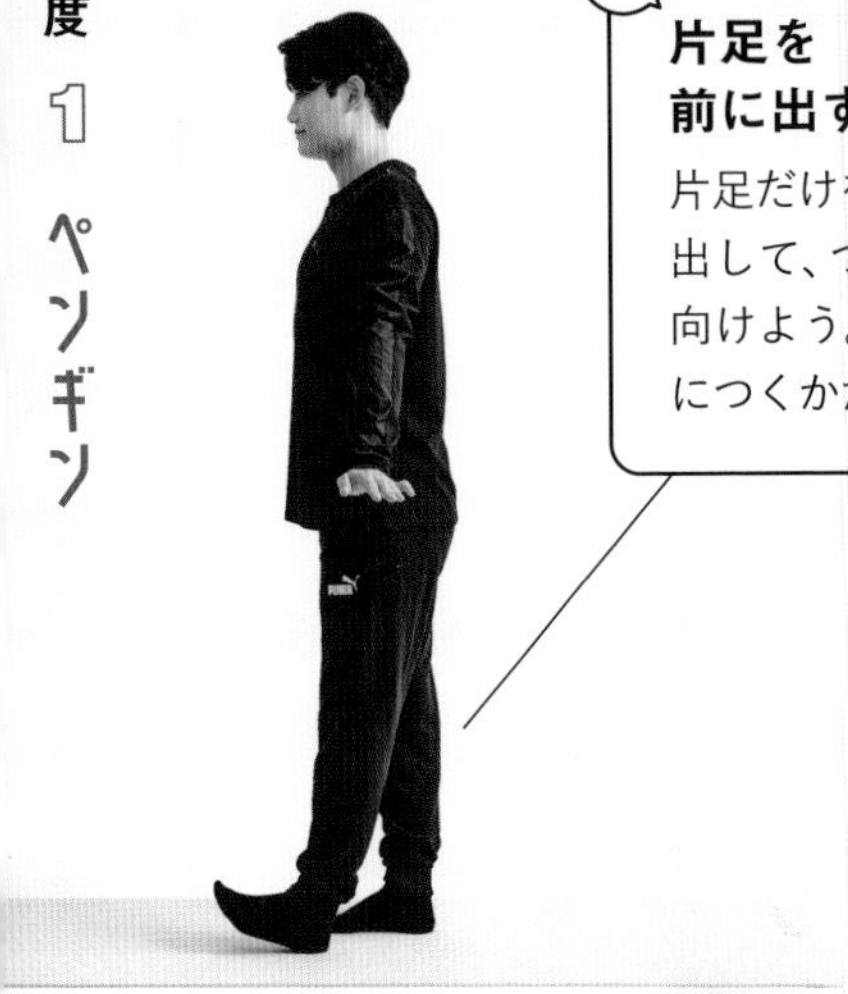

① ペンギン立ちをする

体を真っすぐにしてペンギンの羽のように手を広げる。手首を曲げるイメージだよ。

② 片足を前に出す

片足だけを一足分前に出して、つま先を上に向けよう。踵だけ地面につくかたちに!

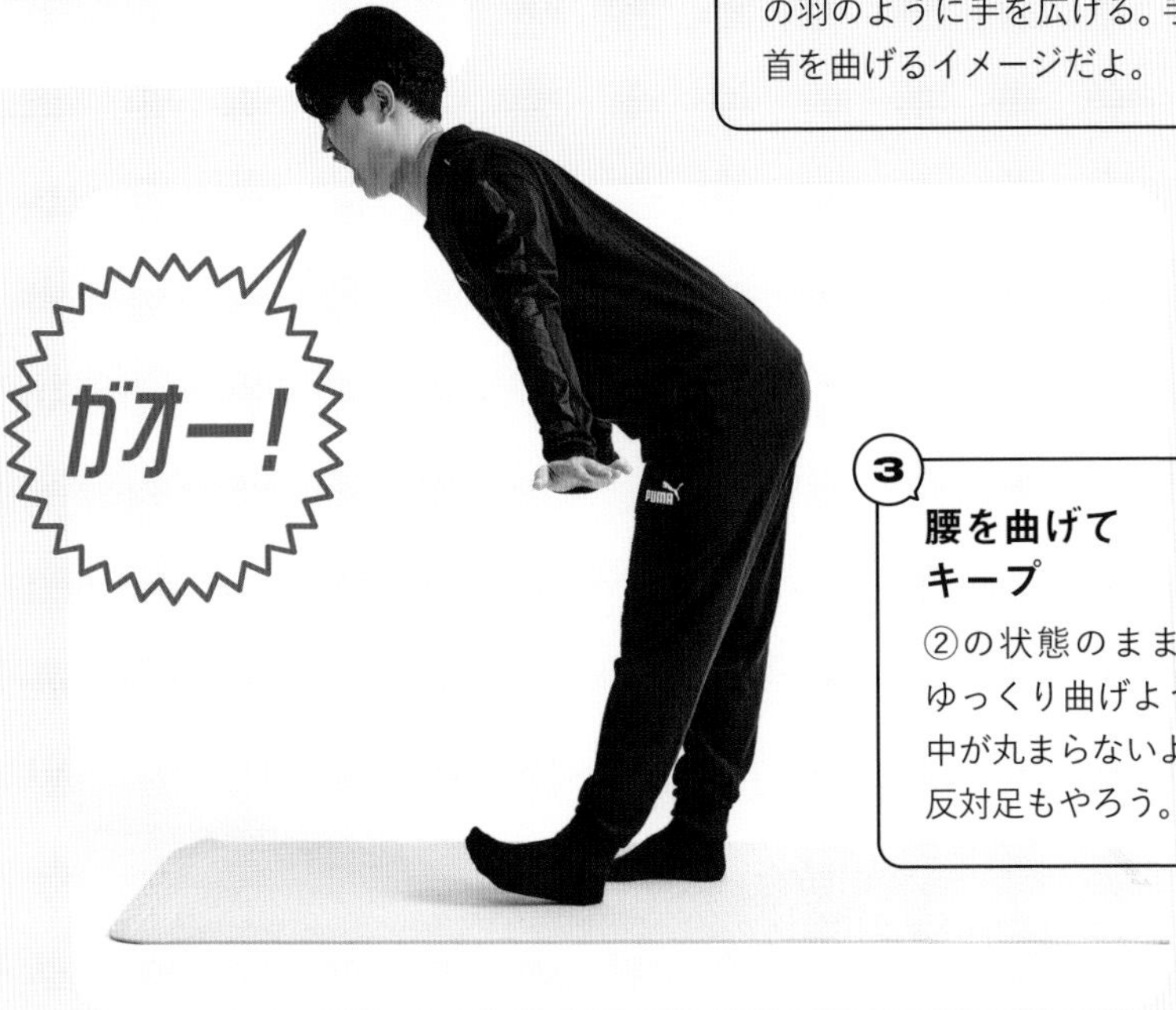

③ 腰を曲げてキープ

②の状態のまま腰をゆっくり曲げよう。背中が丸まらないように。反対足もやろう。

1セット

一般・子ども・シニア　片側3回　計6回

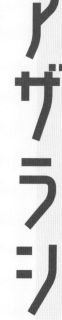

転がる アザラシ

気持ちよさそうに転がる動きで
お腹をしっかり伸ばしてリフレッシュ！

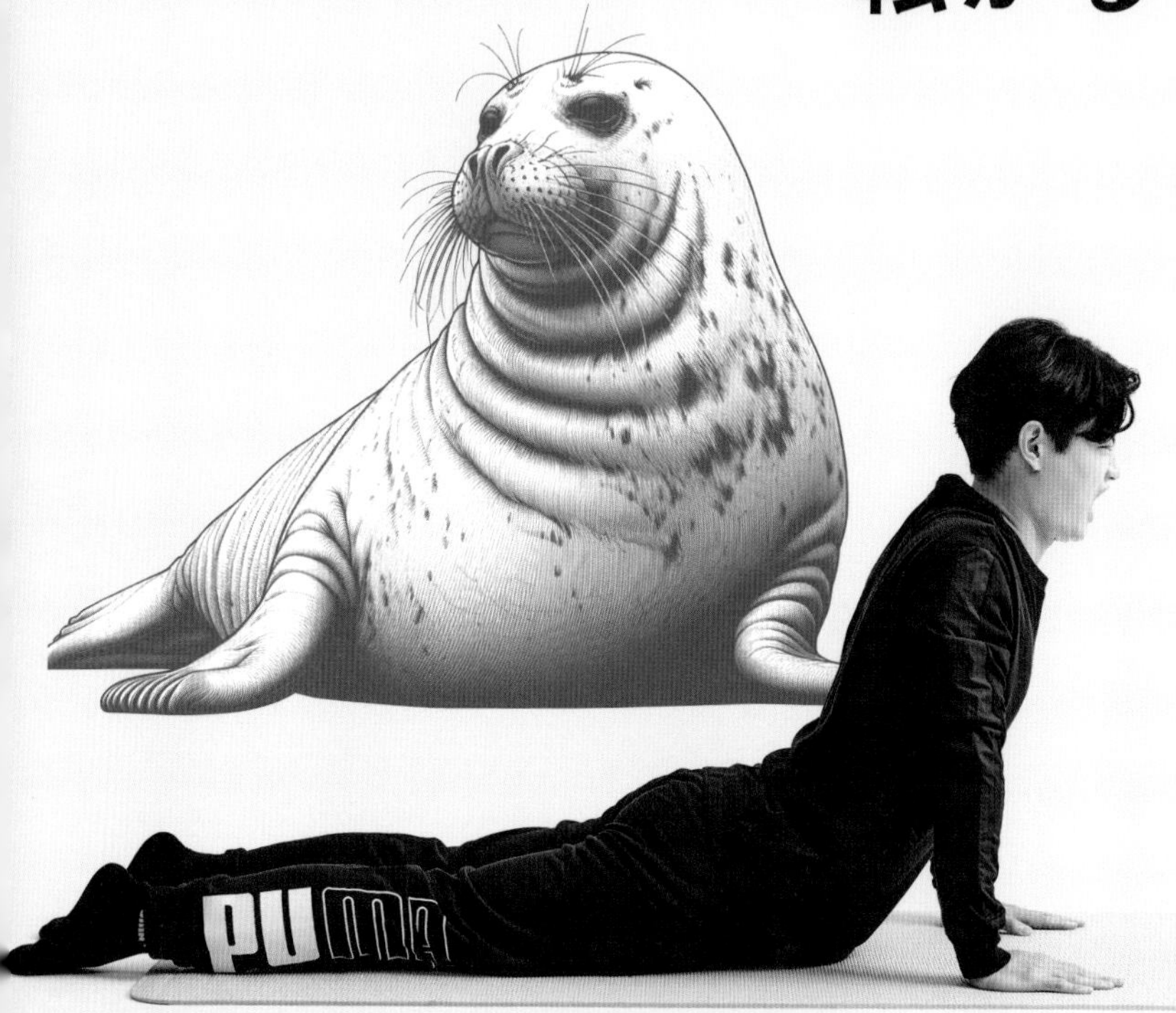

難易度 1

（部位）

のび～ 腹部

パスワードはP.8へ

猛獣豆知識

水族館でもよく見られて、とっても可愛いイメージのあるアザラシだけど、約6メートル、体重4トンに迫る種類がいるんだ。それがミナミゾウアザラシ。南半球の深海に生息しているよ！

1

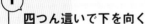

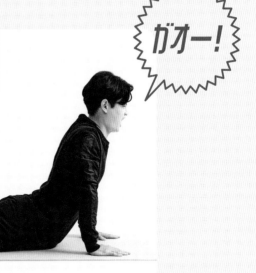

四つん這いで下を向く

まずは四つん這いになって顔を下に向けよう。背中が丸まったり凹んだりしないように!

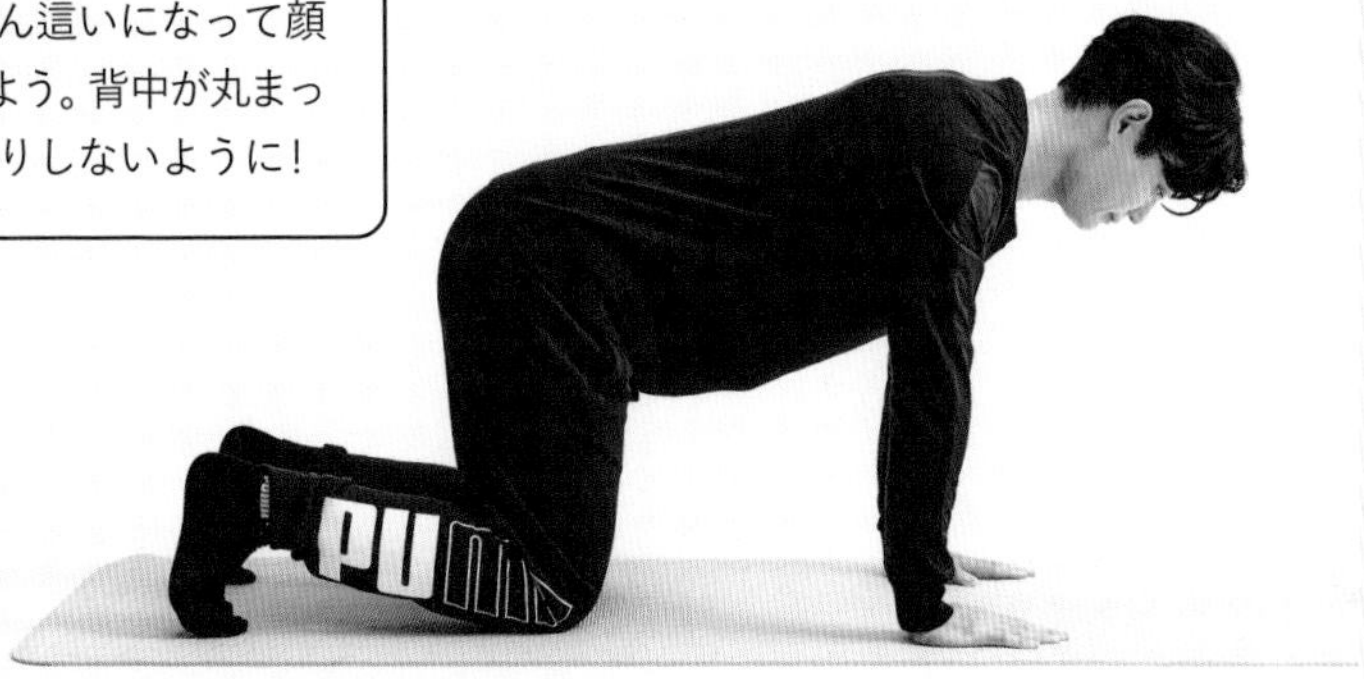

2

足を地面につけよう

足を伸ばす。太ももまでを地面につけてアザラシの尾のようにして、背中を伸ばそう

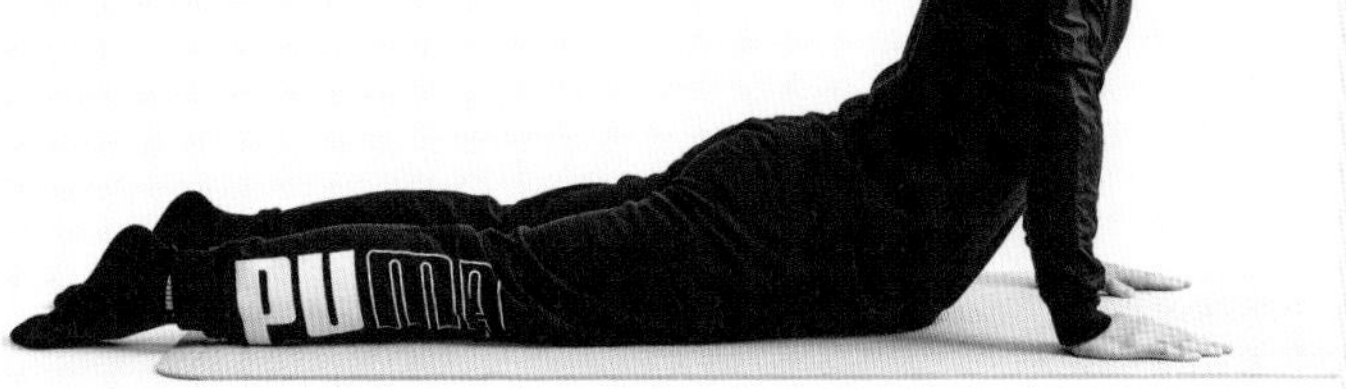

1セット

一般・子ども・シニア 3 回

BEAST STRETCH MOOSE

ヘラジカ

角で威嚇する

立派な角が特徴的なヘラジカ。その角の動きを真似て、肩を軽くしよう！

難易度 1

（部位）

のび~ 上腕　のび~ 肩周辺　のび~ 肩甲骨周辺

パスワードはP.8へ

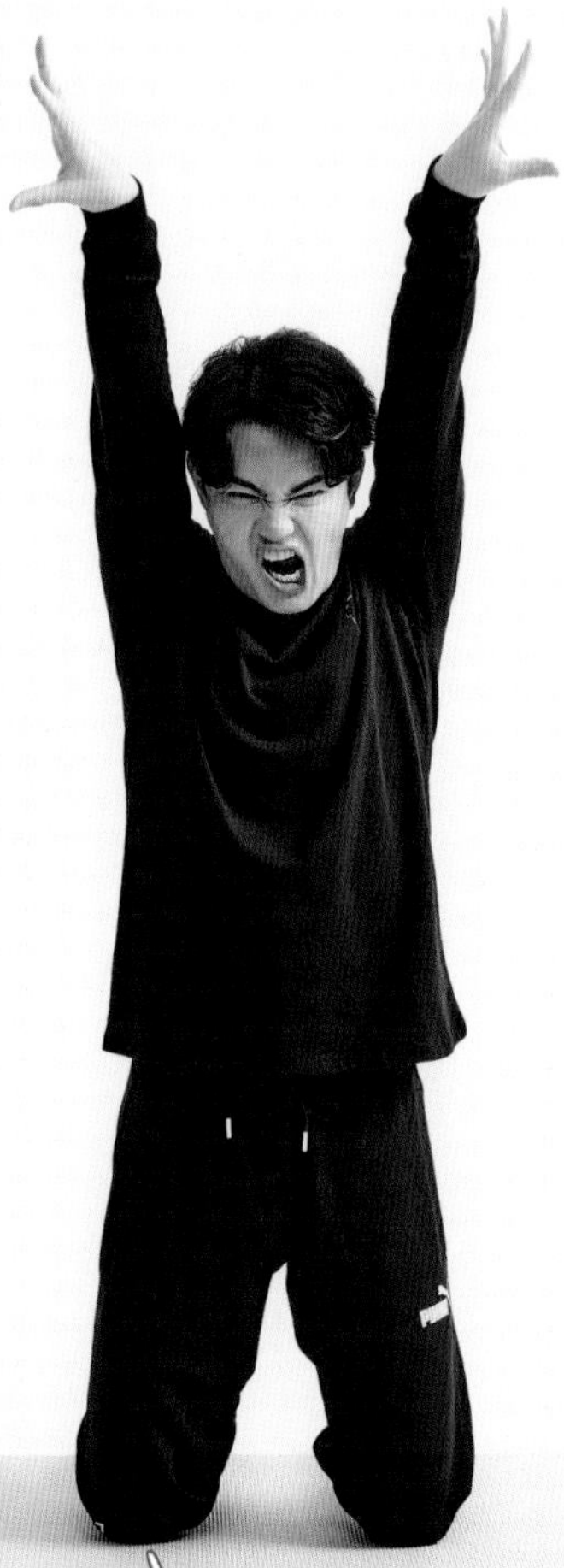

猛獣豆知識

シカの種類のなかでもっとも体が大きいヘラジカ。足も長いから、地面まで頭を下げるのが苦手なんだって。高いところにある草木を食べるのは、そんな理由があるんだよ。

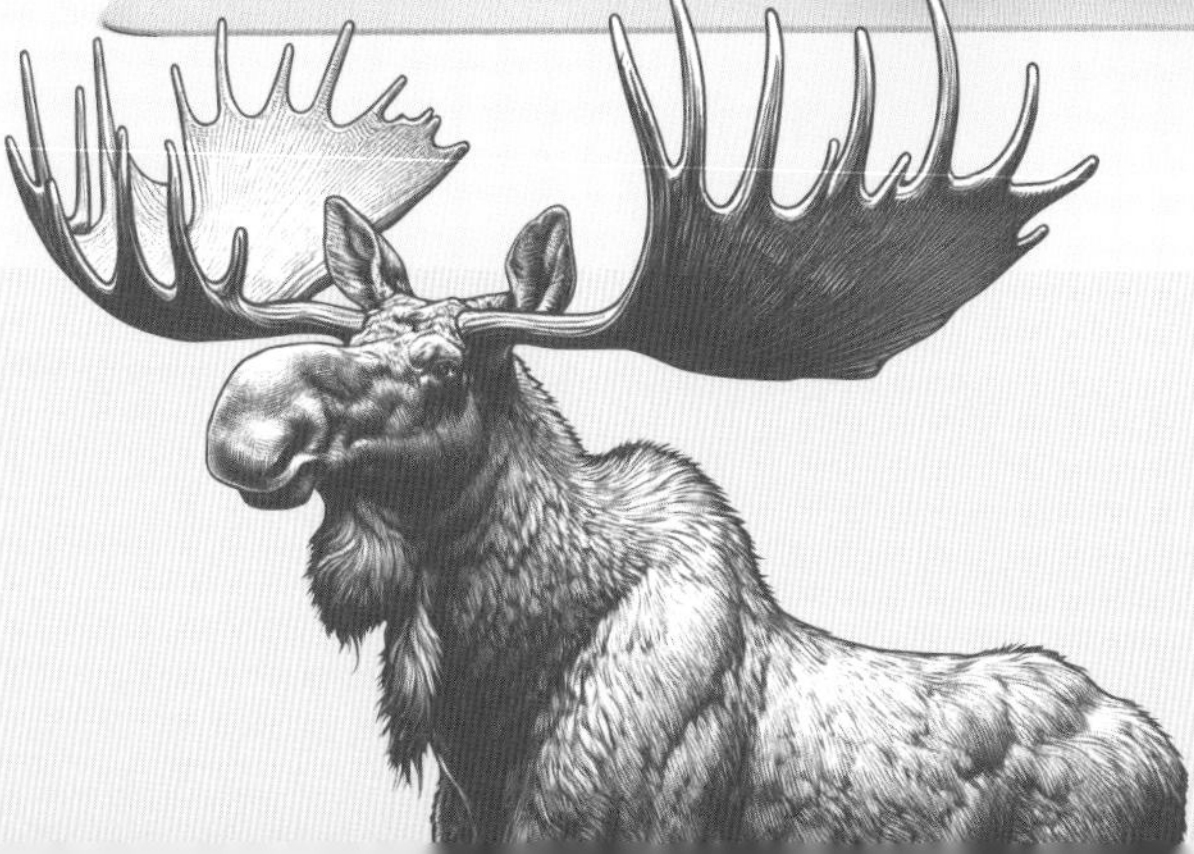

1

両手を耳の横に

両膝をついて、両手の甲を正面に向け、耳の横に持ってくる。シカの角のイメージだよ

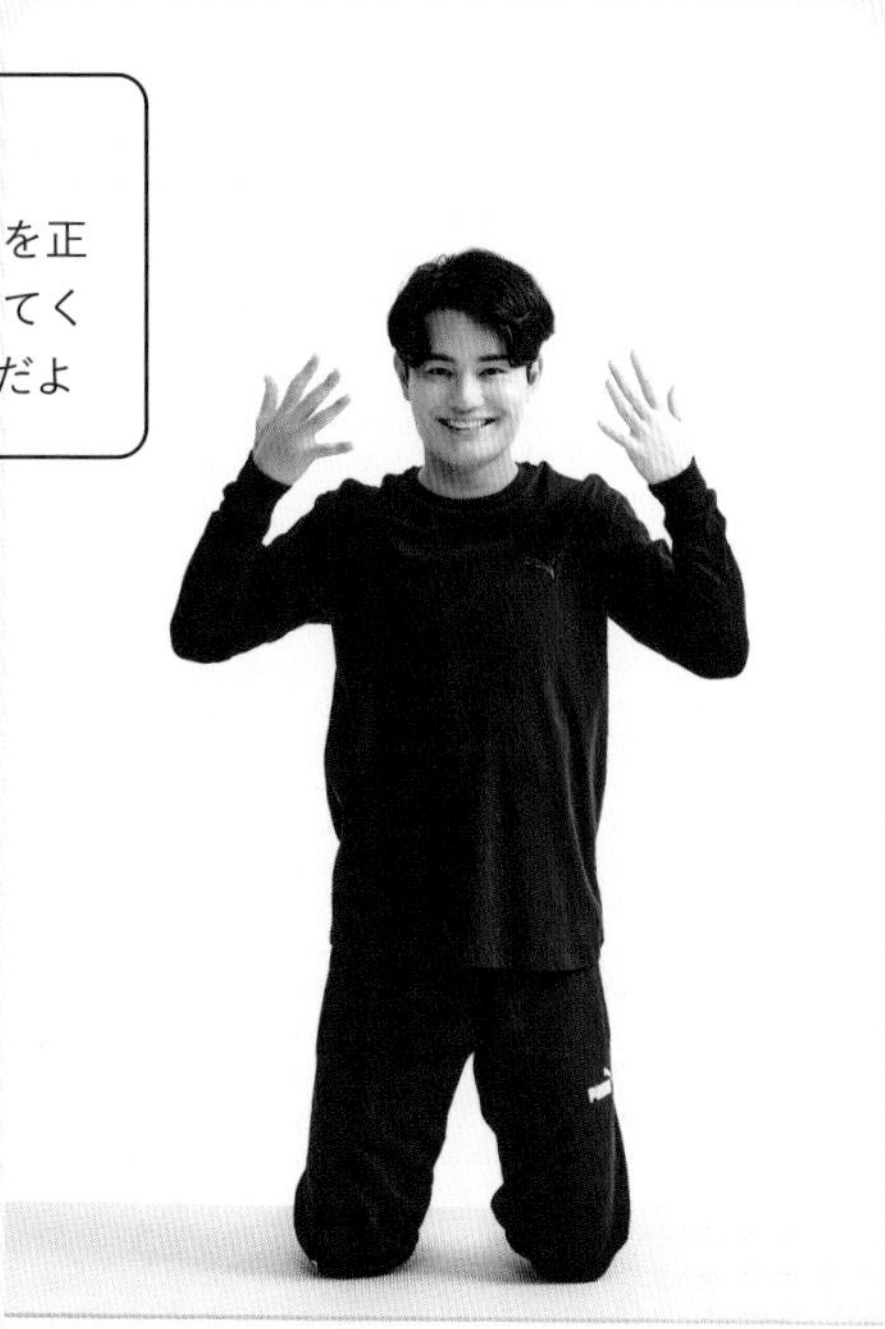

ガオー!

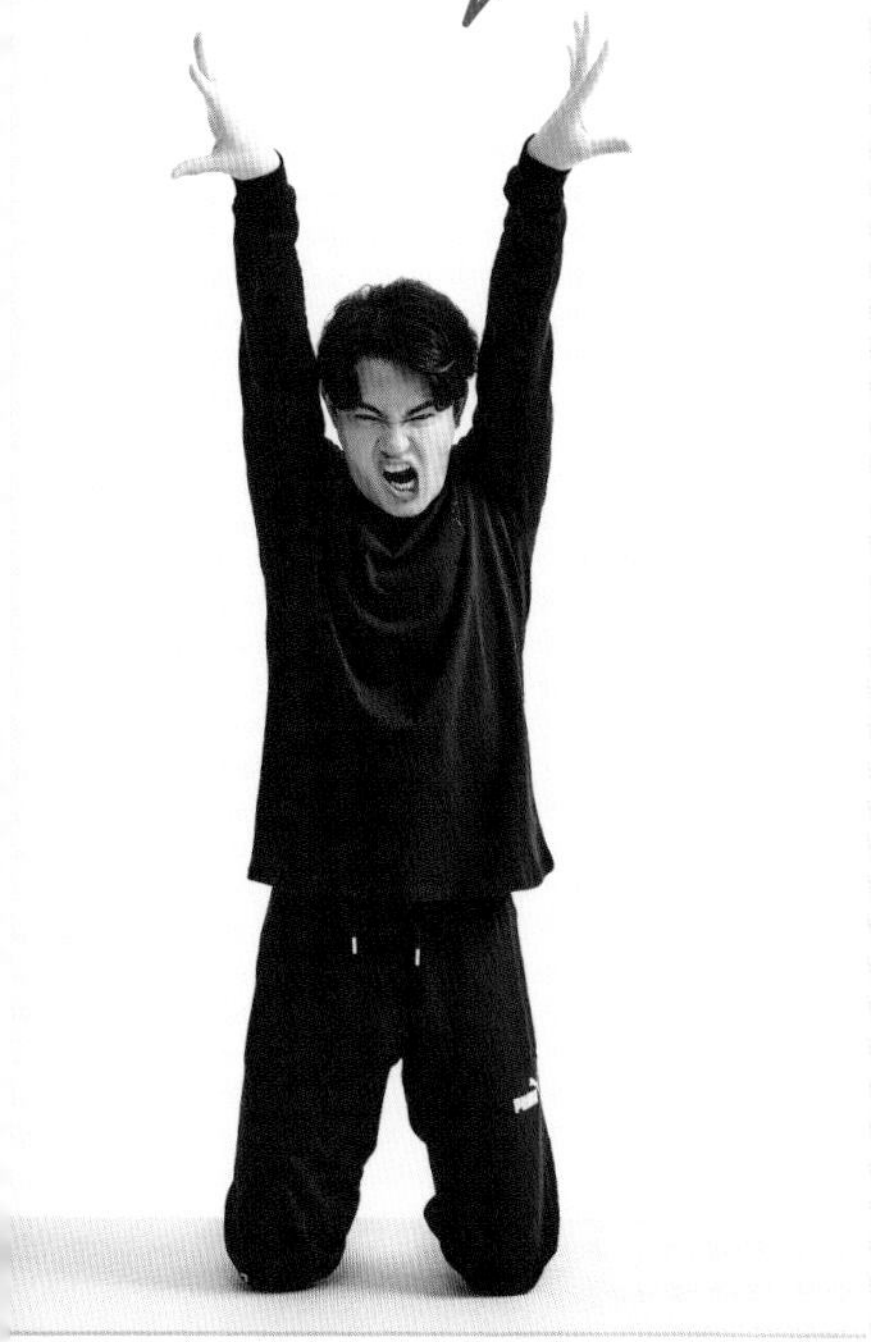

2

両手を背中から上げる

背中側を意識し、手の甲を耳側に向けながら真上に持ち上げる。このときに息を吐こう

1セット

一般・子ども・シニア 5回

大きく跳ねる カエル

BEAST STRETCH FROG

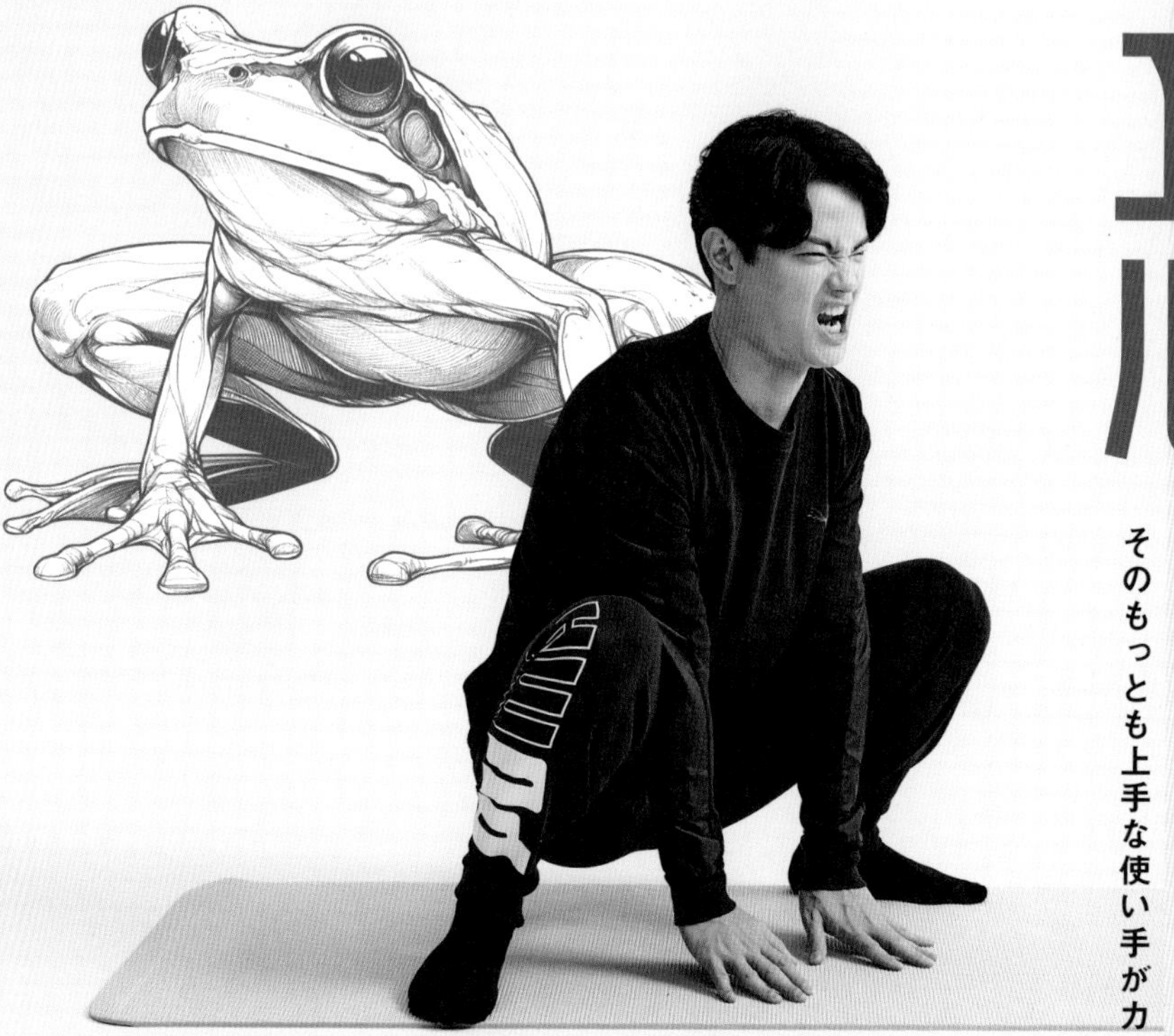

体の部位でとっても大事な股関節。
そのもっとも上手な使い手がカエル！

猛獣豆知識

ものすごいジャンプを見せるカエルの体にはその理由があるよ。例えば、人間でいう太ももの筋肉が発達していること。そして、跳びやすいように頭や体が軽くできているんだって！

難易度 1

（部位）

のび~ 股関節周辺

パスワードはP.8へ

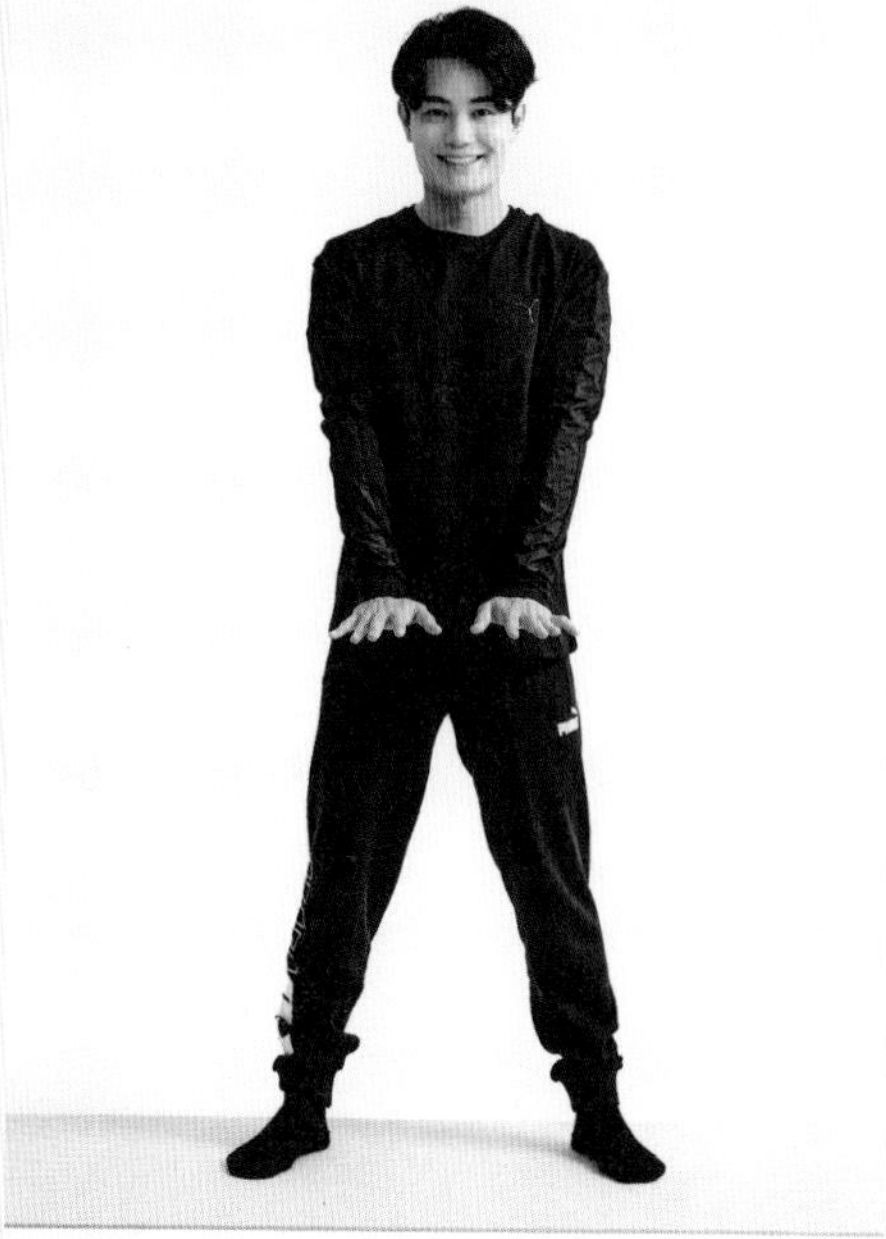

1 手のひらを下に向ける

肩幅くらいに足を広げた状態で、両手を下に、手のひらが地面と平行になるようなポーズ。

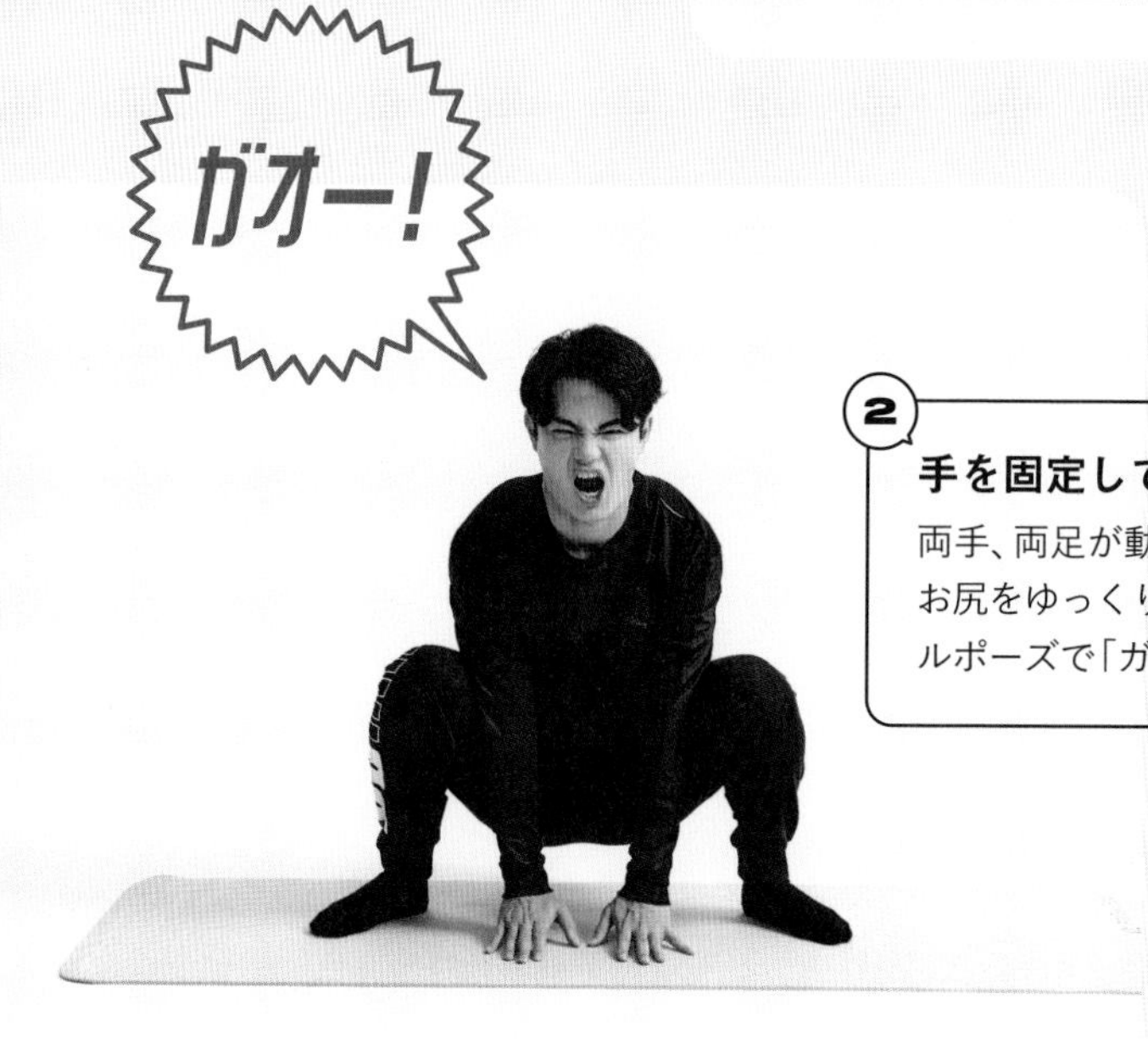

2 手を固定して腰を落とす

両手、両足が動かないようにお尻をゆっくり落としてカエルポーズで「ガオー」

1セット

一般・子ども・シニア 3 回

木にぶら下がるサル

BEAST STRETCH 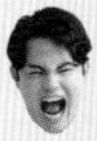 MONKEY

「アイアイ」の歌でもおなじみのポーズ。
普段はなかなか伸ばさない「体の外側」をサポート。

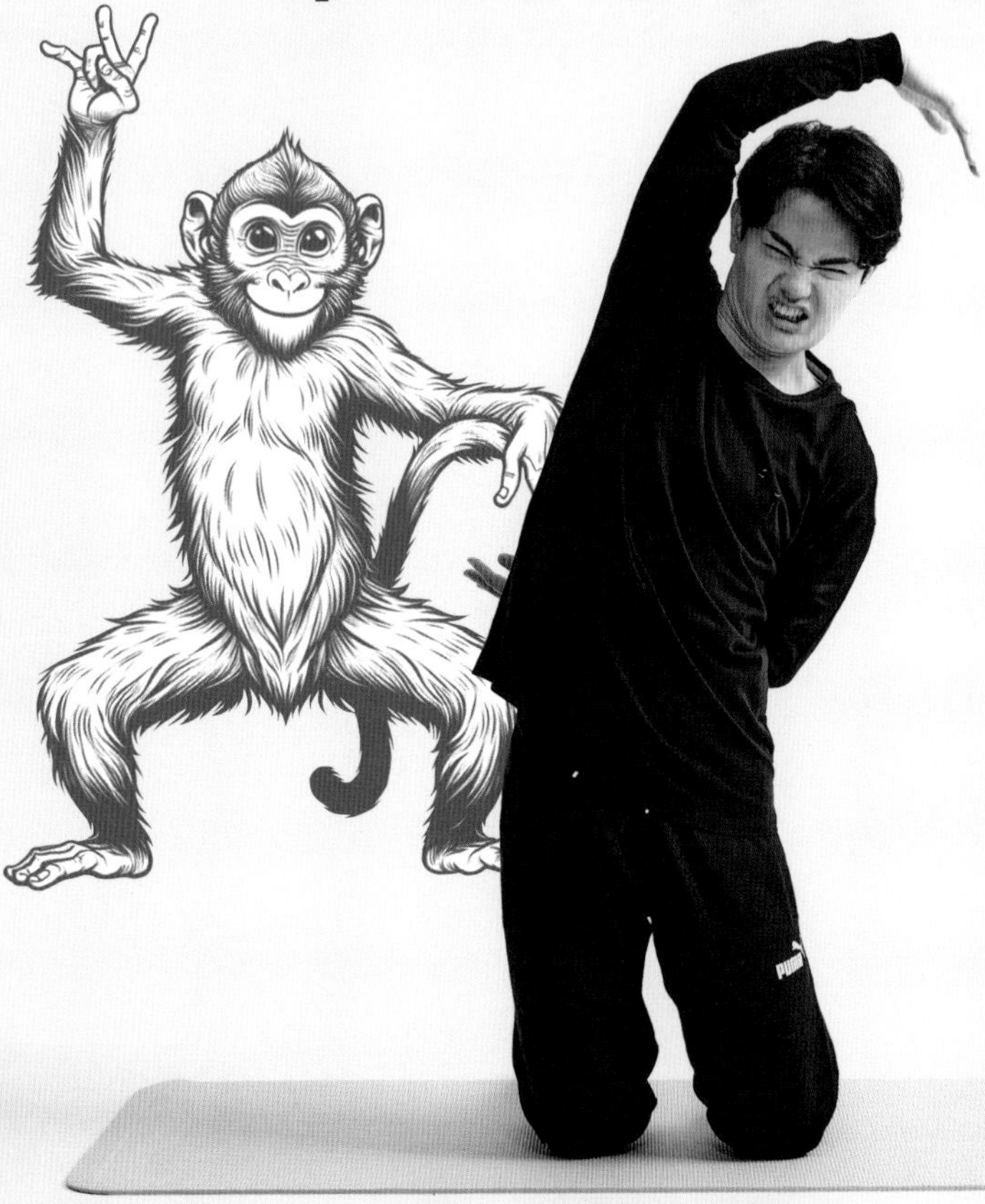

難易度 2

（部位）

のび～ 肩

のび～ 体側

のび～ 肩甲骨周辺

パスワードはP.8へ

猛獣豆知識

童謡で有名なアイアイ。実際の姿はあまりサルに見えない！エサの実の中身をかき出すために中指が細長くて、夜行性だから目が大きい……。これは生きるために必要な姿なんだよ。

1

膝立ち姿で片手を後ろに

肩幅に股を開き両膝をついた状態で左手を背中側へ回す。肩まで動かないようにね

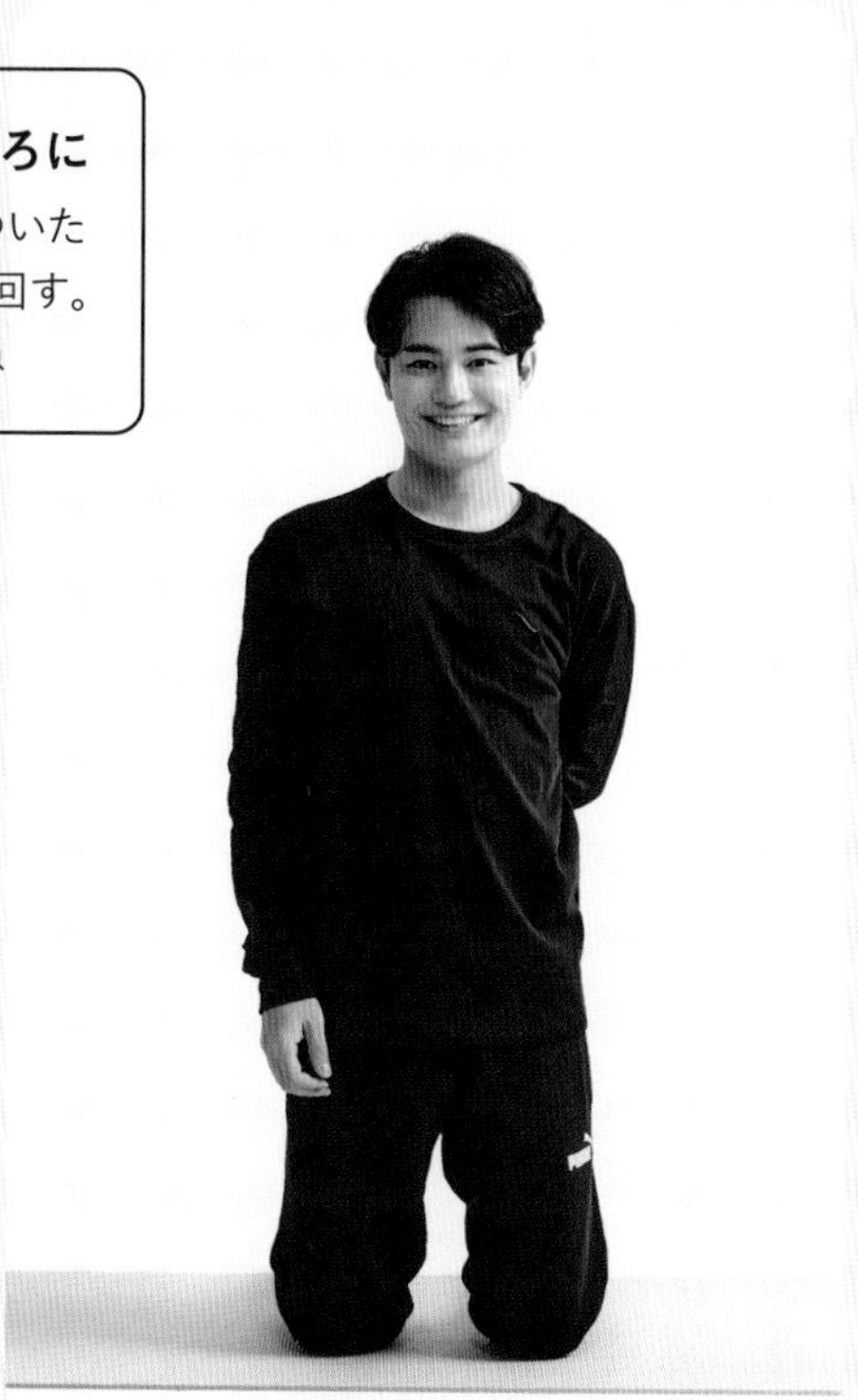

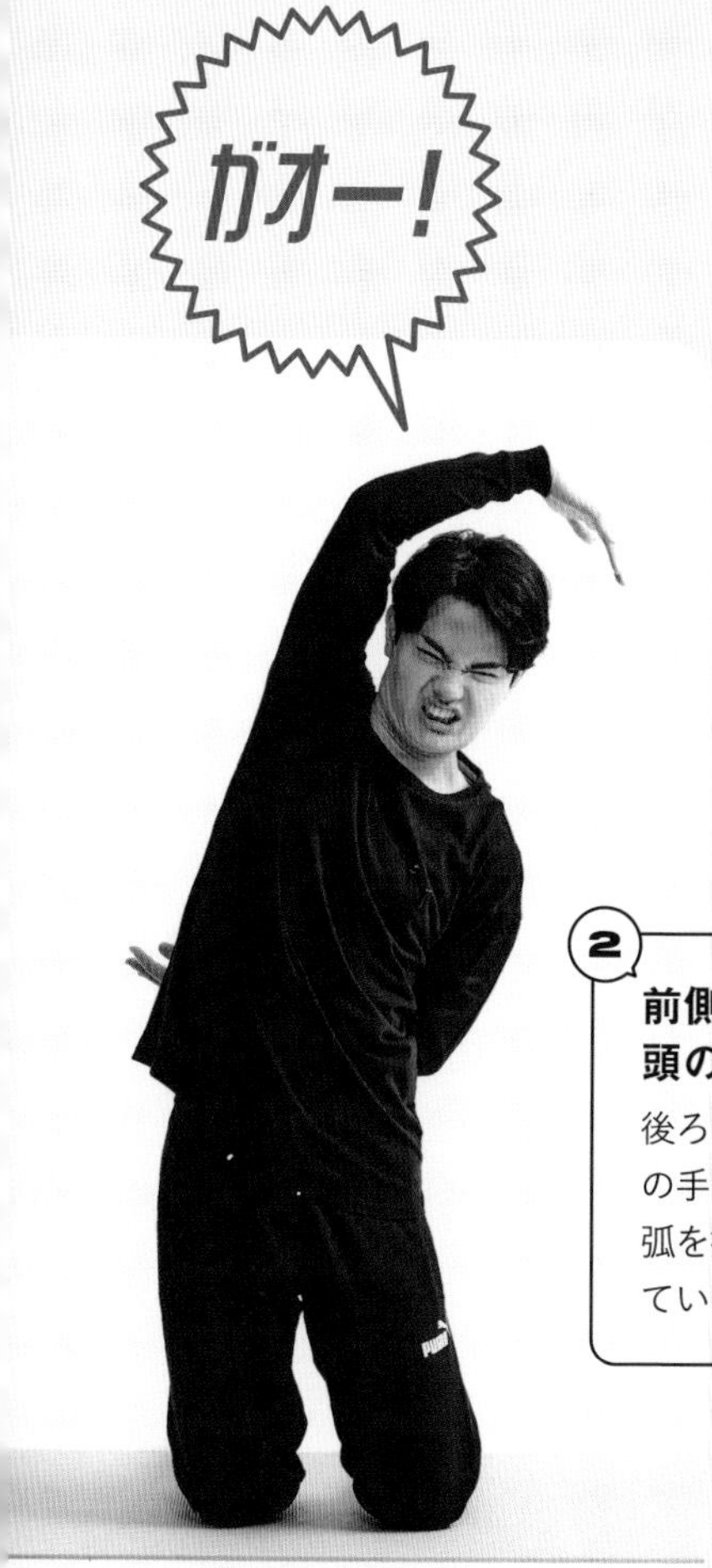

2

前側の手を頭の方へ

後ろに回していない方の手をゆっくり頭上に、弧を描くように伸ばしていこう。反対もね!

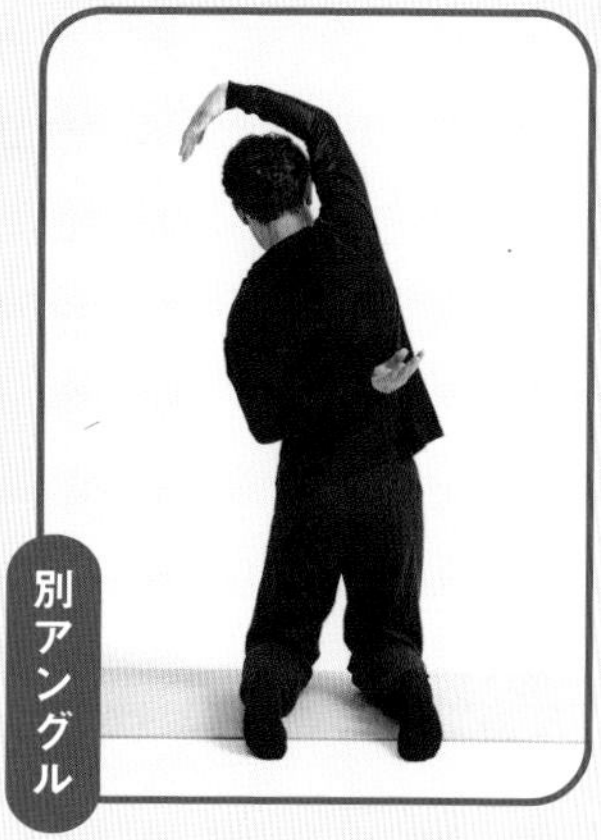

1セット

一般・子ども・シニア　片側 3 回　計 6 回

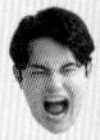

突進するダチョウ

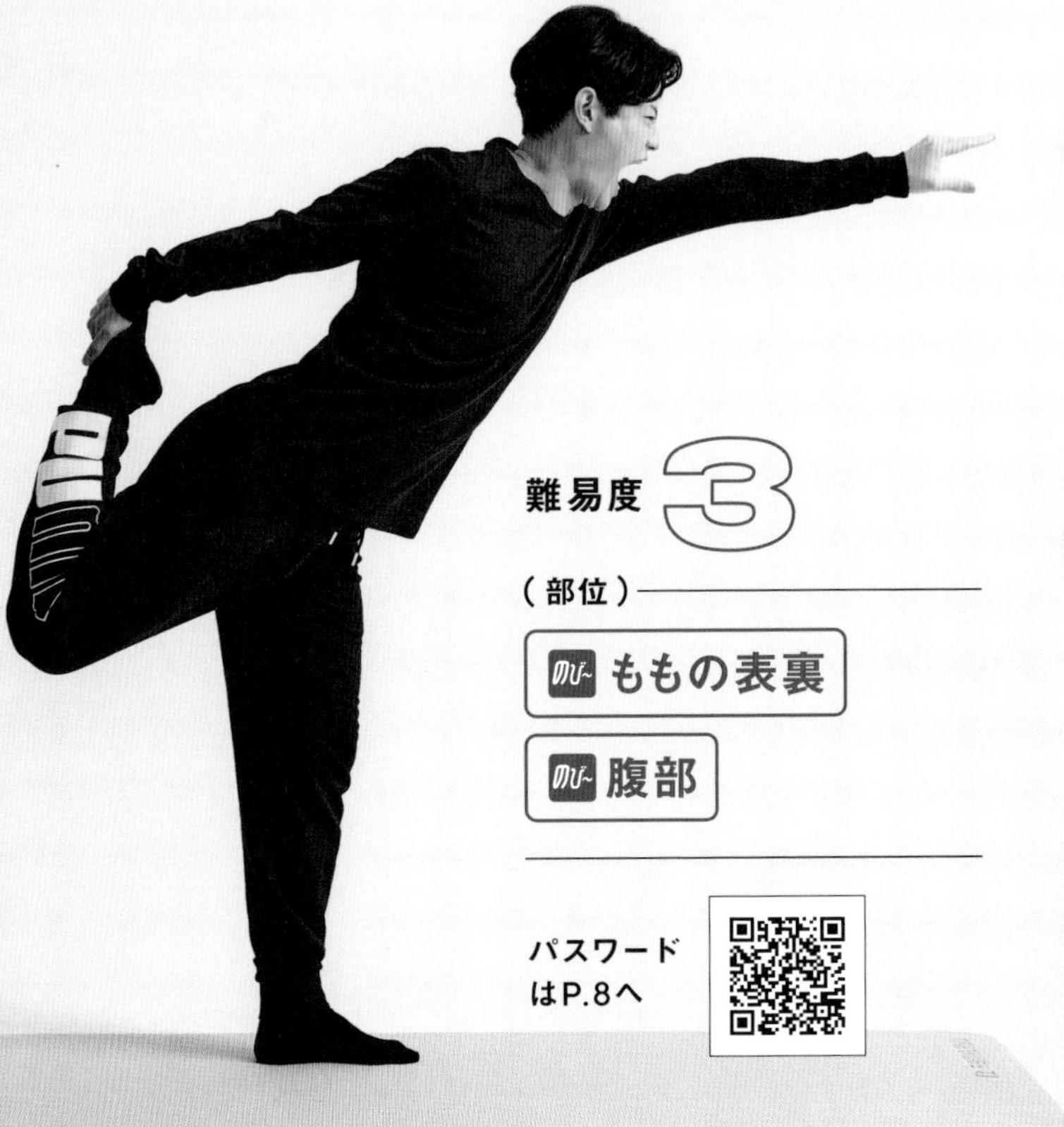

難易度 3

（部位）

のび~ ももの表裏

のび~ 腹部

パスワードはP.8へ

片足で自分の体を支えている鳥たち。その姿を再現すると足回りがスッキリ！

猛獣豆知識

フラミンゴ、ツル、サギ……片足で立つイメージのある鳥って多いよね。理由はさまざまなんだけど、特に羽の中に足をしまうことで体温を逃がさないようにしてるんだって！

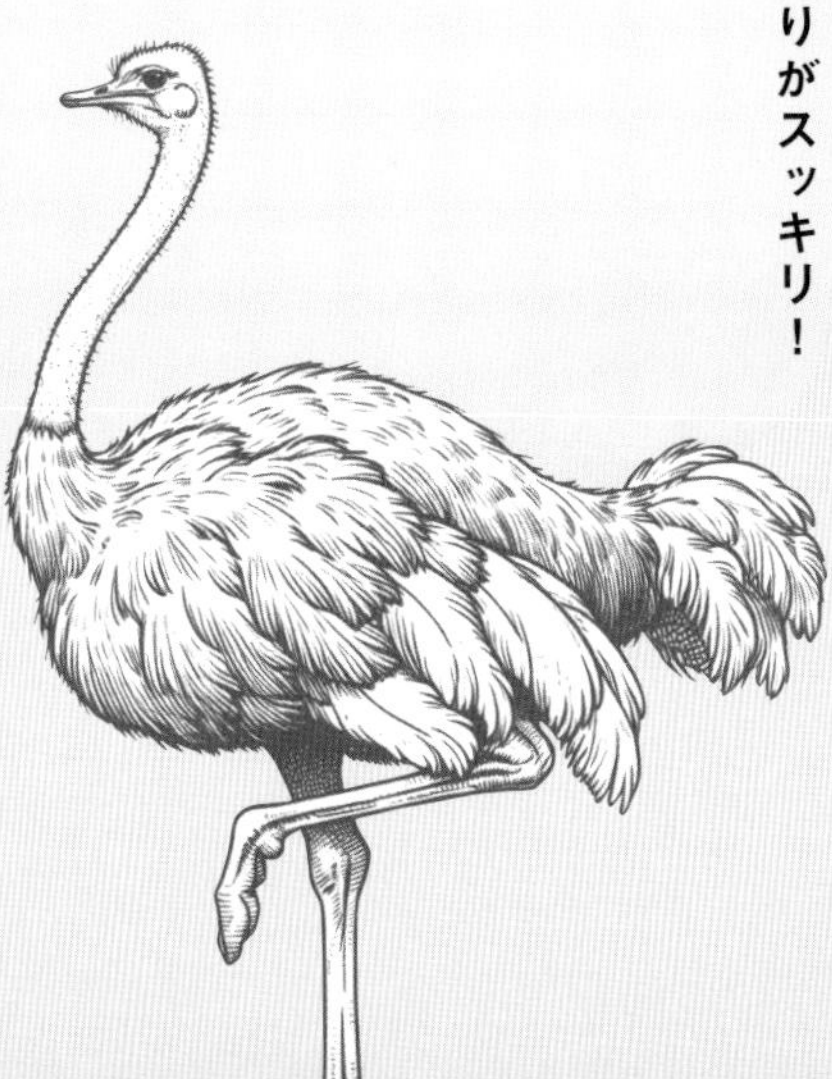

難易度 3 ダチョウ

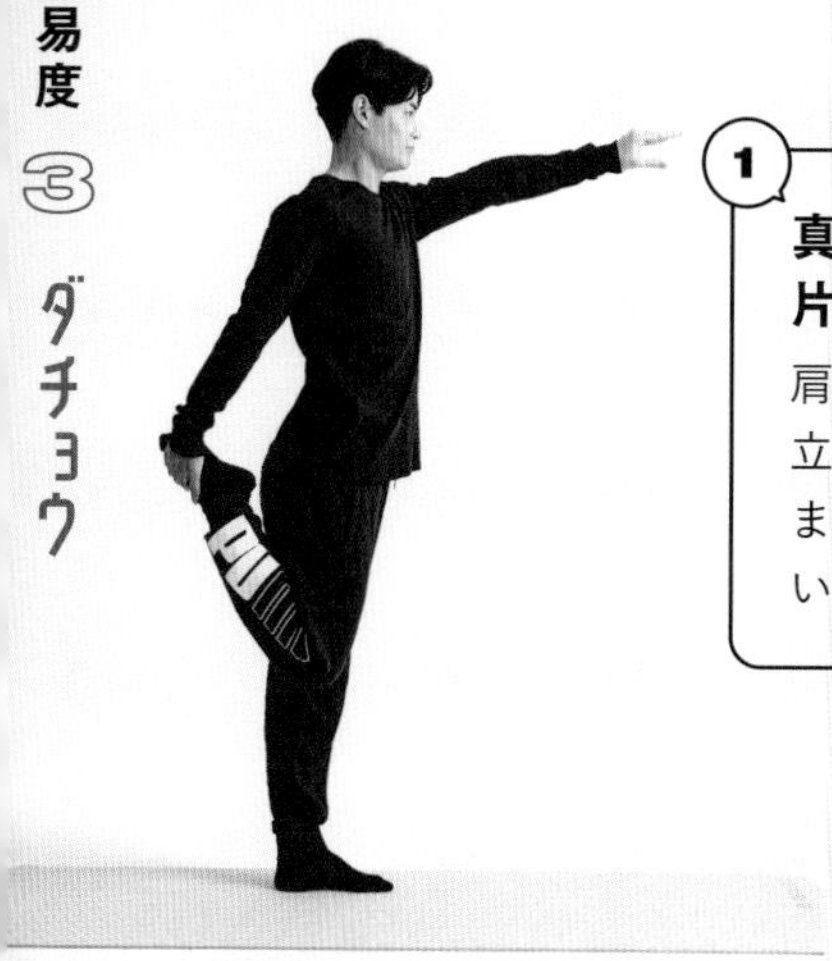

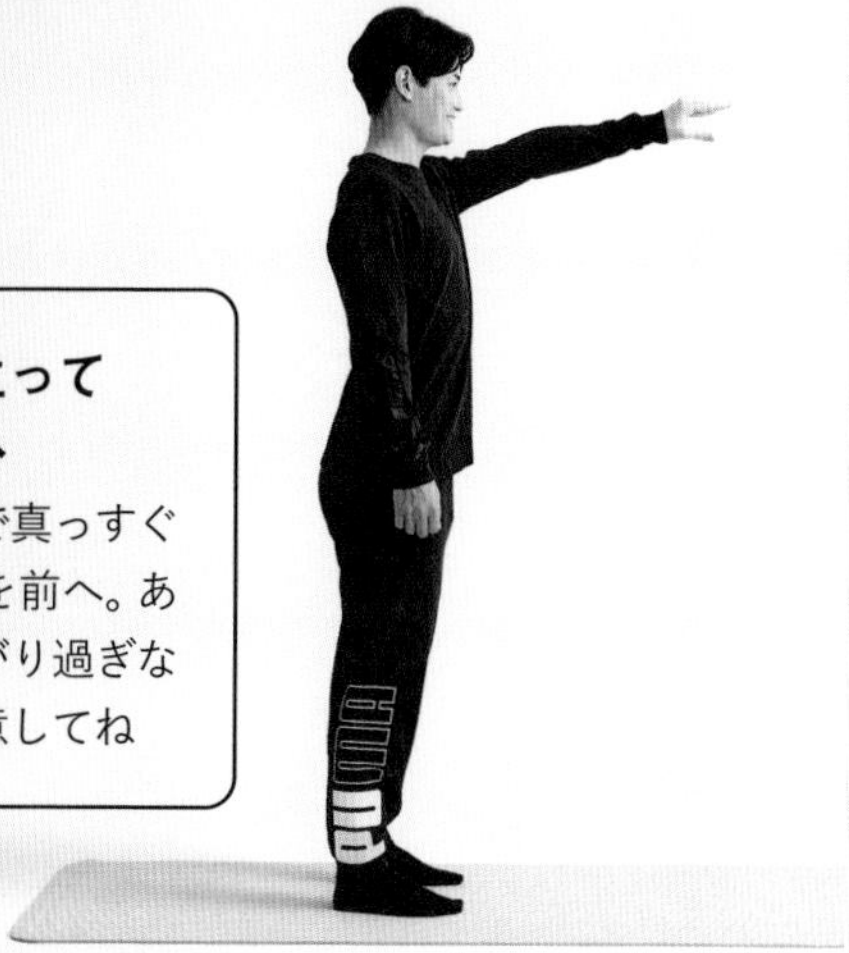

①真っすぐ立って片手を前へ

肩幅くらいで真っすぐ立って左手を前へ。あまり肩が上がり過ぎないように注意してね

②反対の足を持つ

伸ばしている左手と反対の右足の甲あたりを手で持ち、片足立ちで姿勢をキープしよう

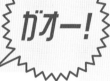

ガオー!

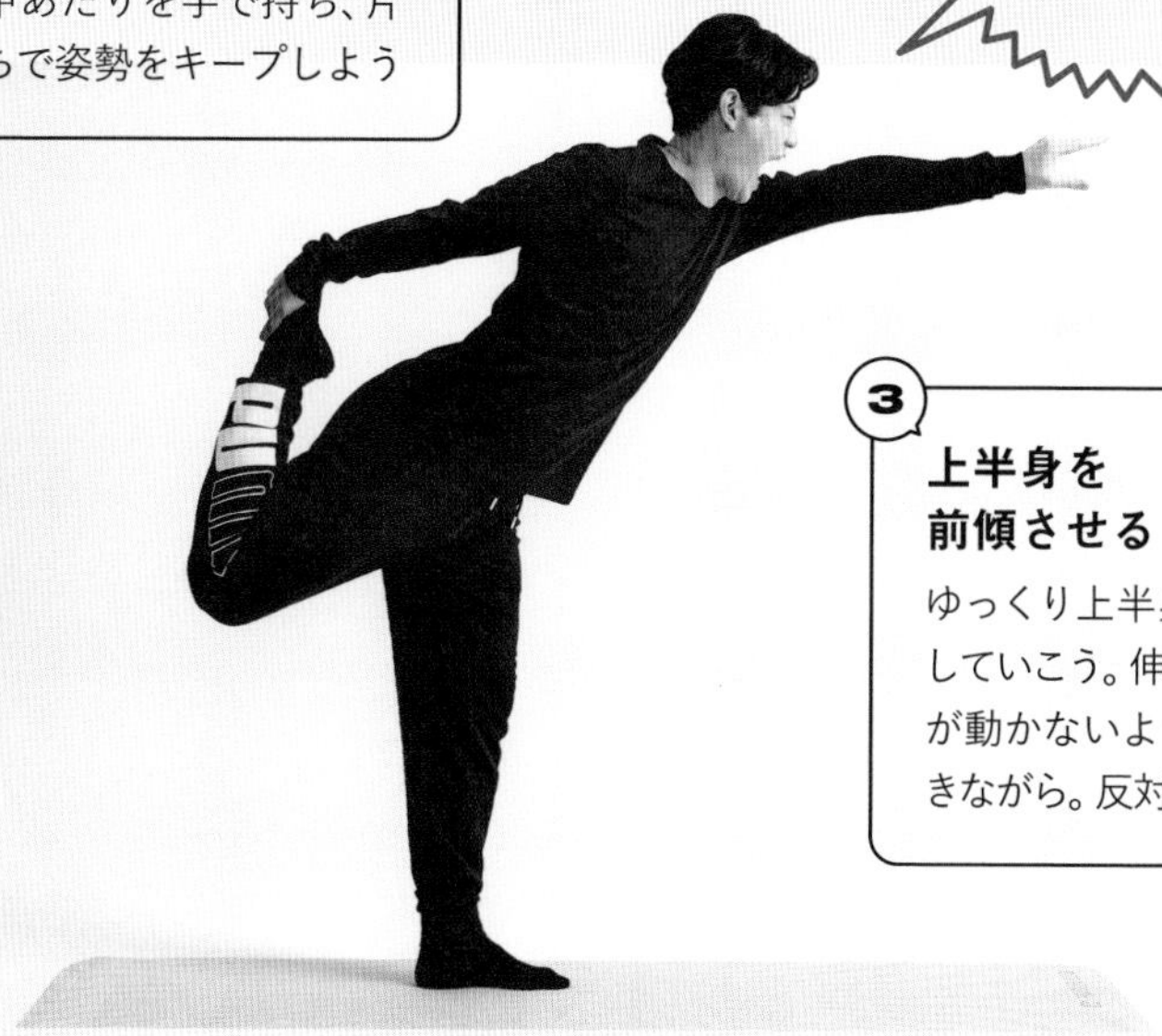

③上半身を前傾させる

ゆっくり上半身を前にしていこう。伸ばした手が動かないよう息を吐きながら。反対もやろう

1セット

一般・子ども・シニア　片側2回　交互に計4回

BEAST STRETCH RHINOCEROS

角で突くサイ

立派な角をイメージしたサイのポーズ。
肩こり予防に最適なストレッチだよ！

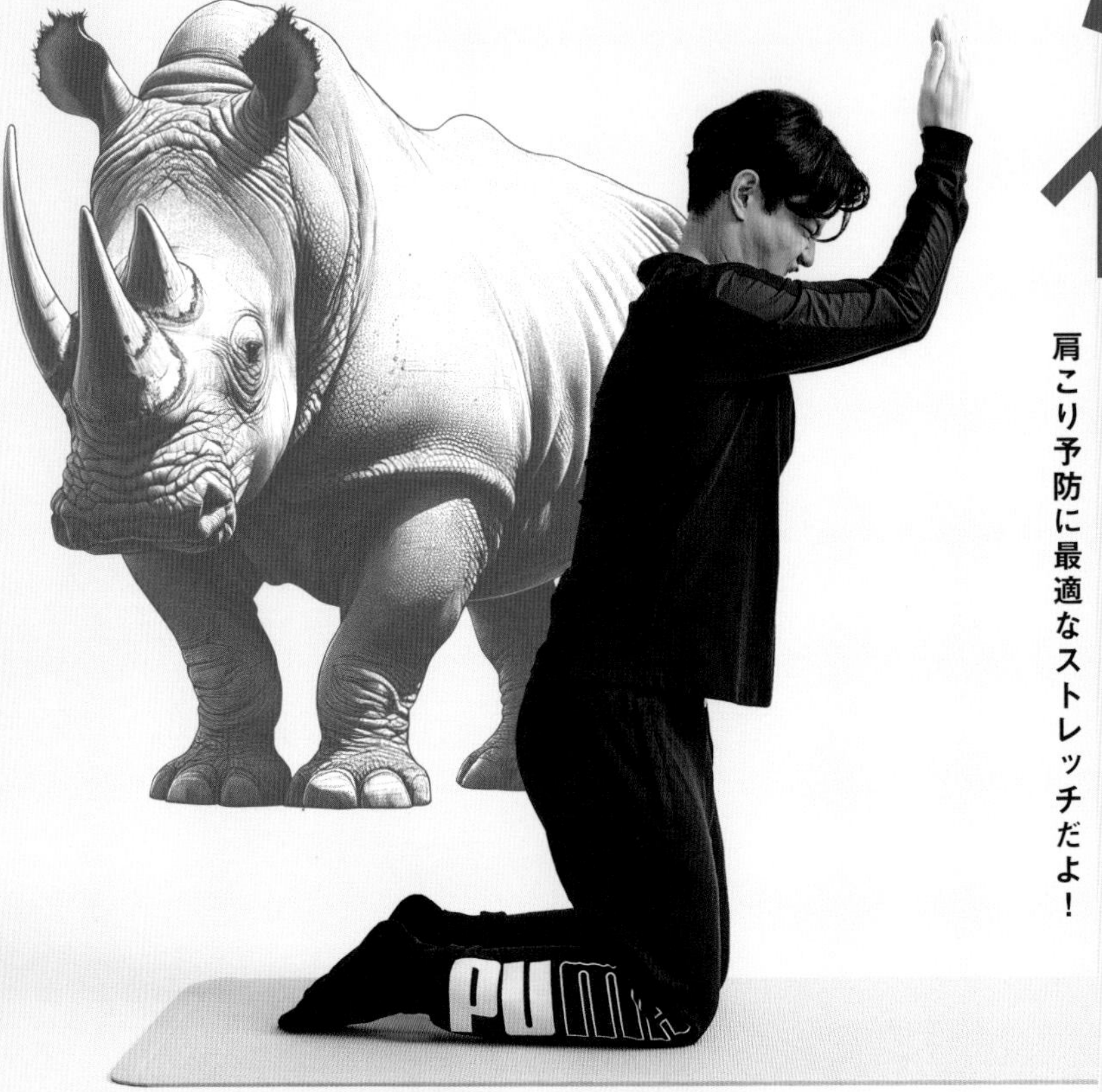

難易度 2

（部位）

のび～ 肩関節周辺

パスワードはP.8へ

猛獣豆知識

サイの特徴はなんといってもその「角」。最大で161センチになったものもあるんだって！その中身、実は人の髪や爪、皮膚などを作る成分と似たものが固まり重なっているんだ。

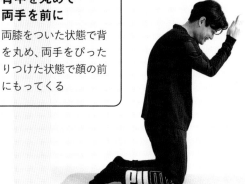

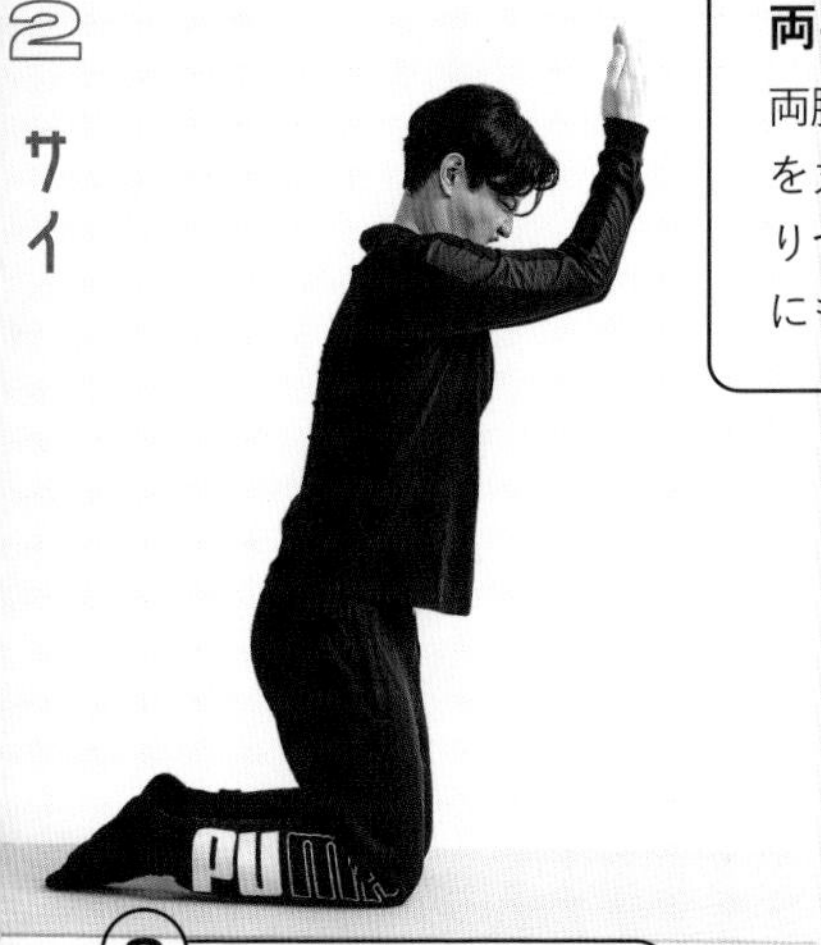

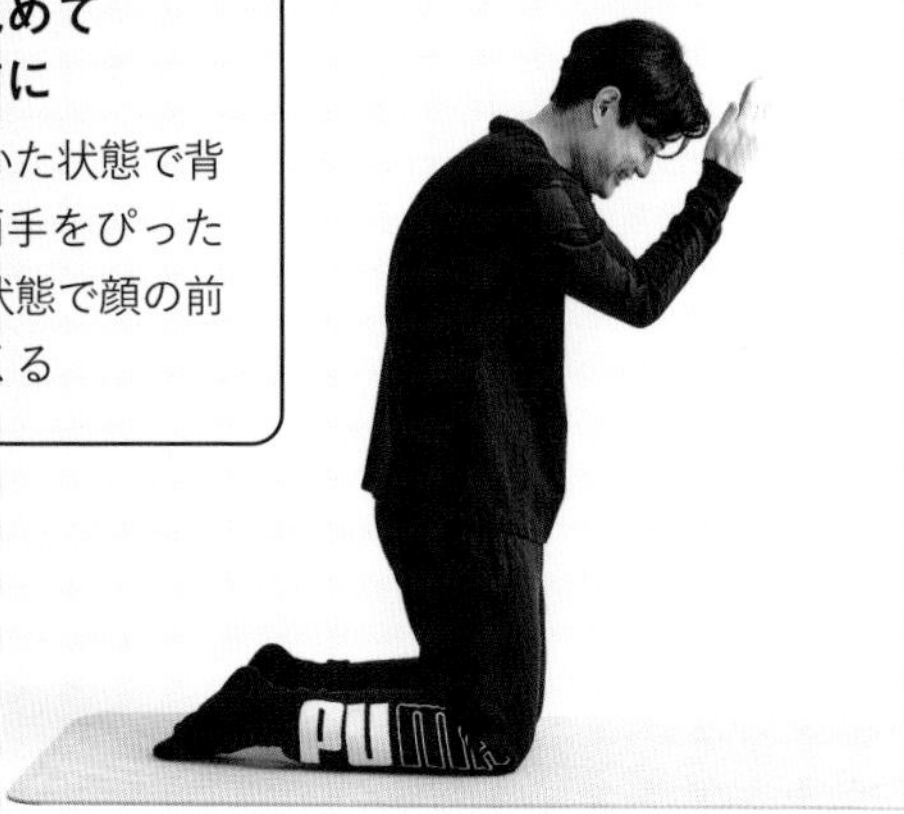

1 背中を丸めて両手を前に

両膝をついた状態で背を丸め、両手をぴったりつけた状態で顔の前にもってくる

2 肘と肘をくっつける

角をイメージして両肘をくっつけて、丸めた背中をゆっくり真っすぐにしていく

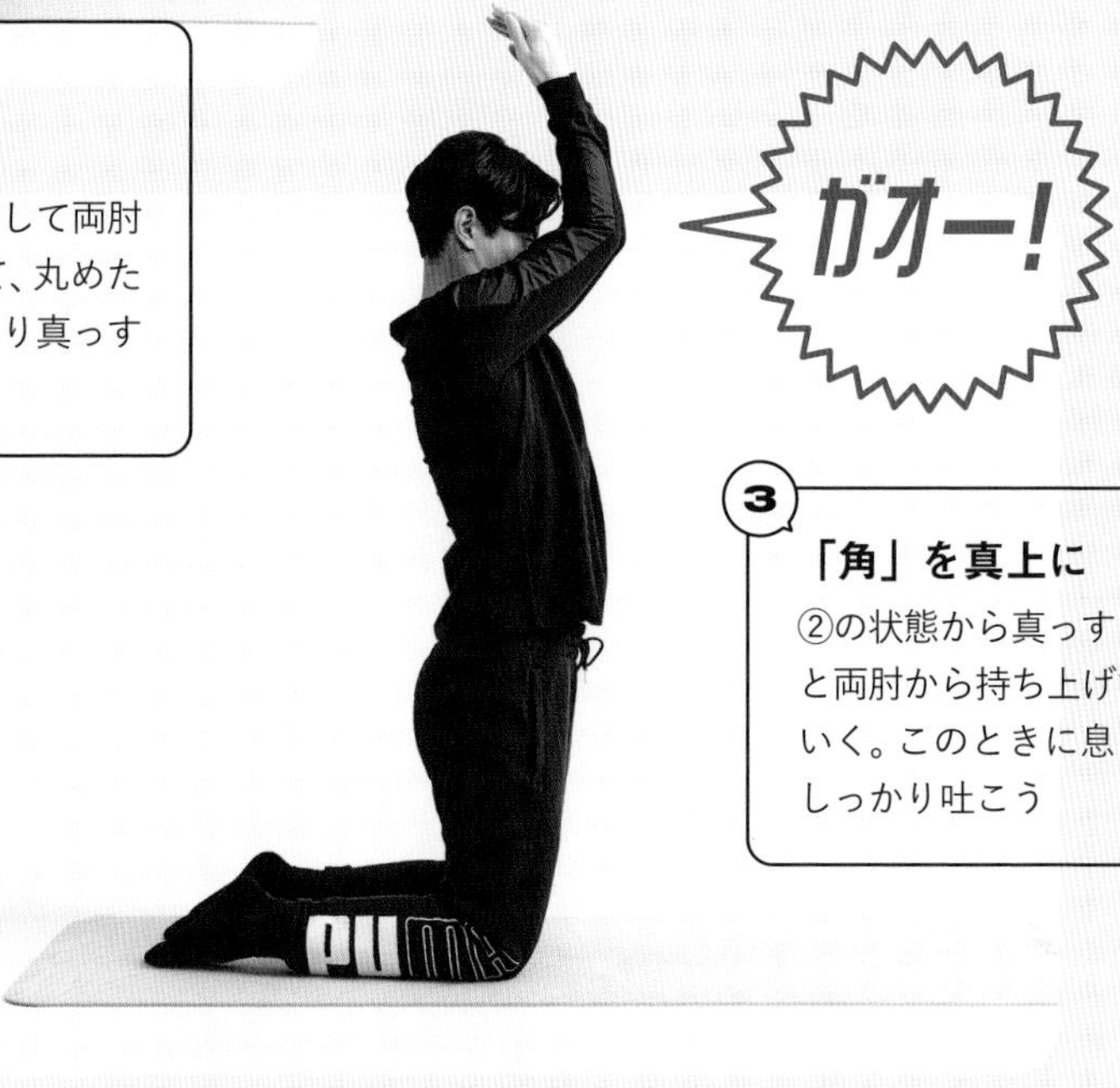

3 「角」を真上に

②の状態から真っすぐと両肘から持ち上げていく。このときに息をしっかり吐こう

1セット

一般・子ども・シニア 5回

BEAST STRETCH ORCA

水中を泳ぐ シャチ

「海のギャング」とも言われるシャチ。
その力強さを真似してみるとシェイプアップに！

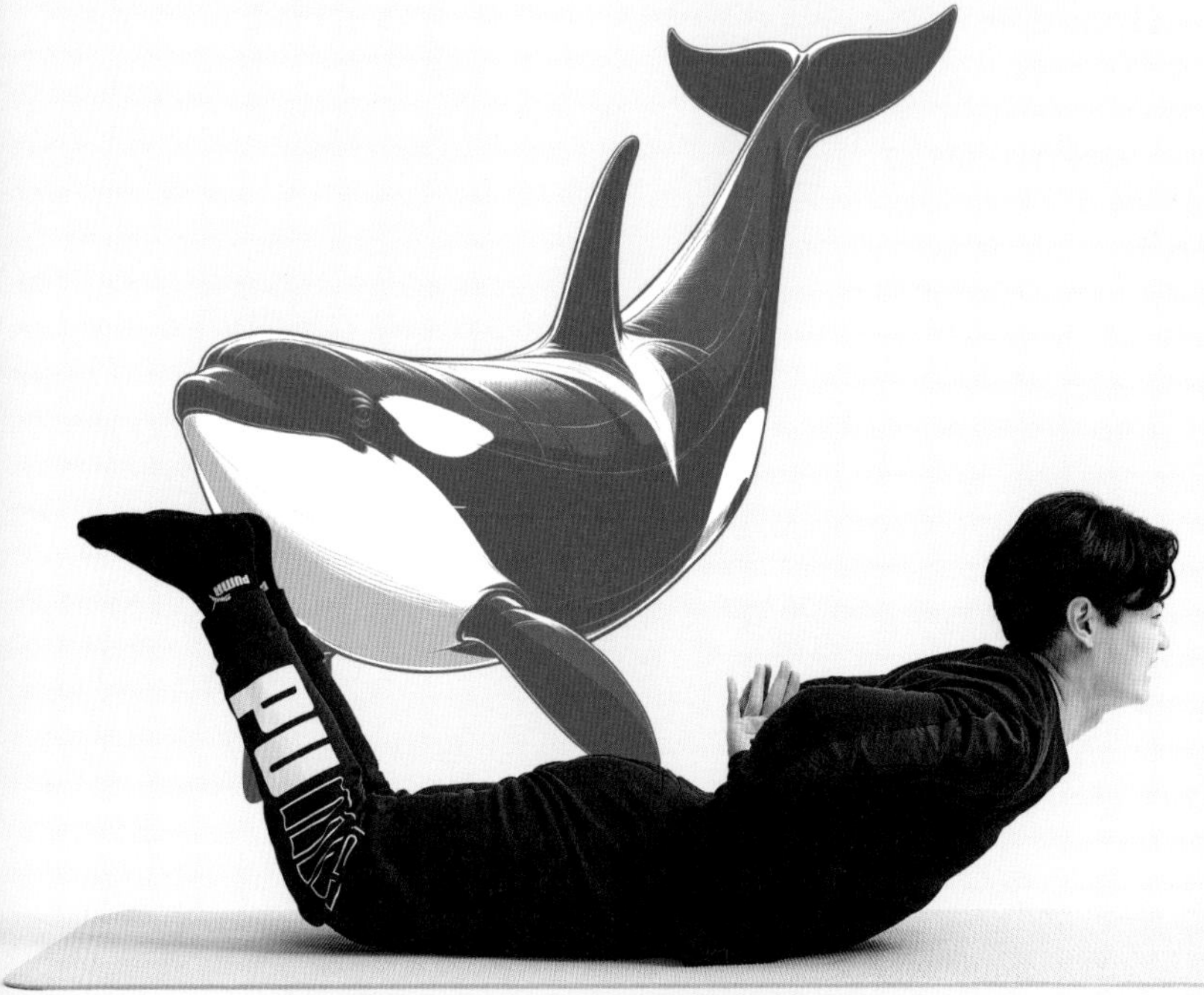

難易度 3

（部位）

ムキッ 腰背部

ムキッ お尻

ムキッ もも裏

パスワードはP.8へ

猛獣豆知識

オスで平均6メートル、メスでも5メートル前後あるシャチは、大人になってしまえば最強。人間以外に敵はいないんだ。でも性格は温厚で、やみくもに襲ったりしないんだって。

難易度 3 シャチ

1

うつ伏せで寝転がろう

うつ伏せの状態から背中で両手の甲を合わせる。そのまま顔を前方に向けよう

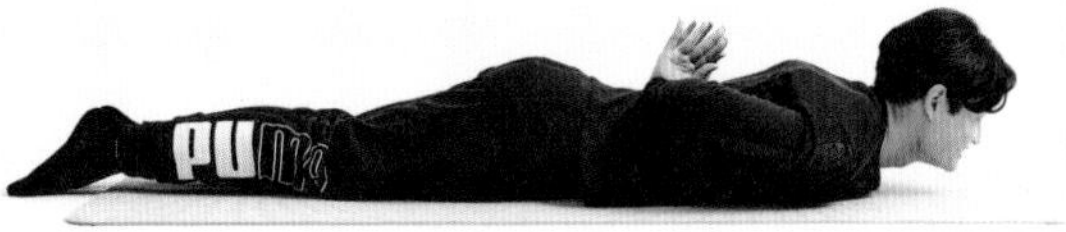

2

膝下を持ち上げる

①の状態で両手の甲をつけたまま、両膝を曲げて、足を真上にした姿勢をキープ

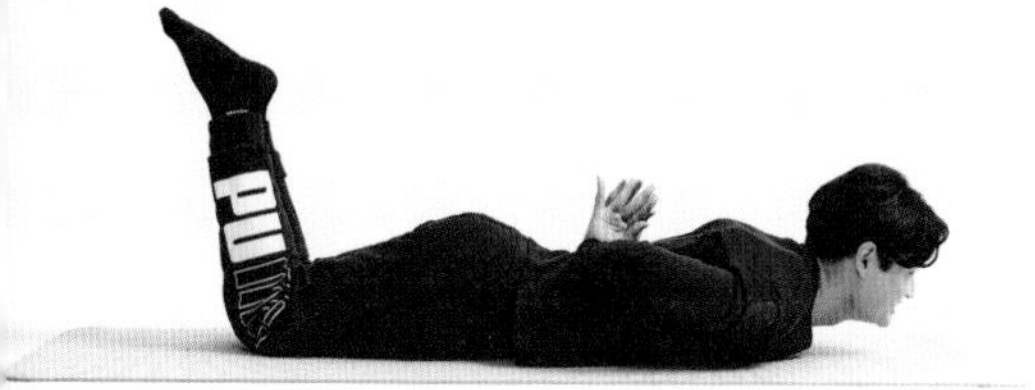

3

上半身を上げる

ゆっくりと息を吐きながら、お尻に力を入れて胸部を床から少し持ち上げる。腰を反りすぎないように

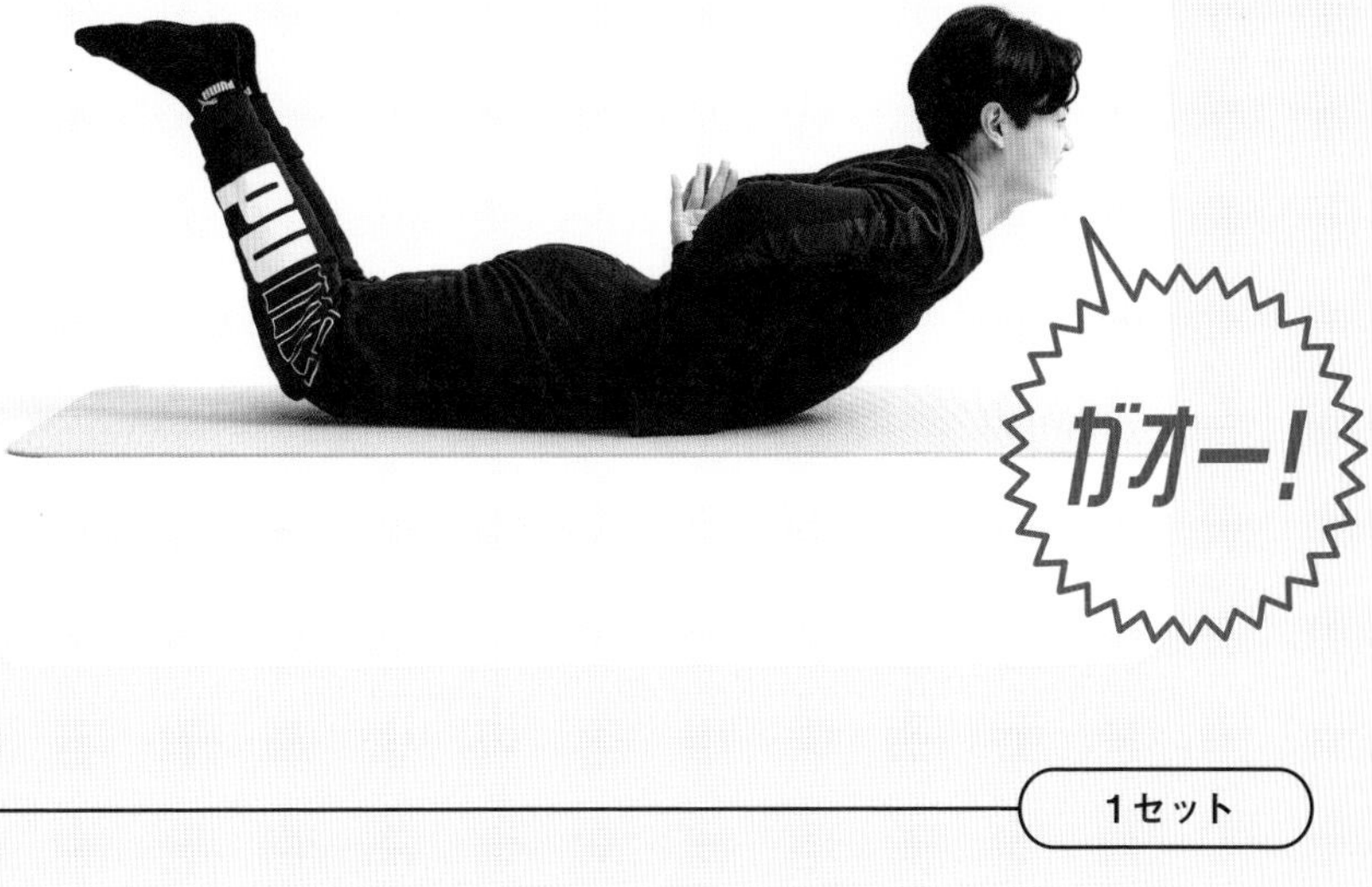

1セット

一般・子ども・シニア 5回

フクロウ

頭をまわす

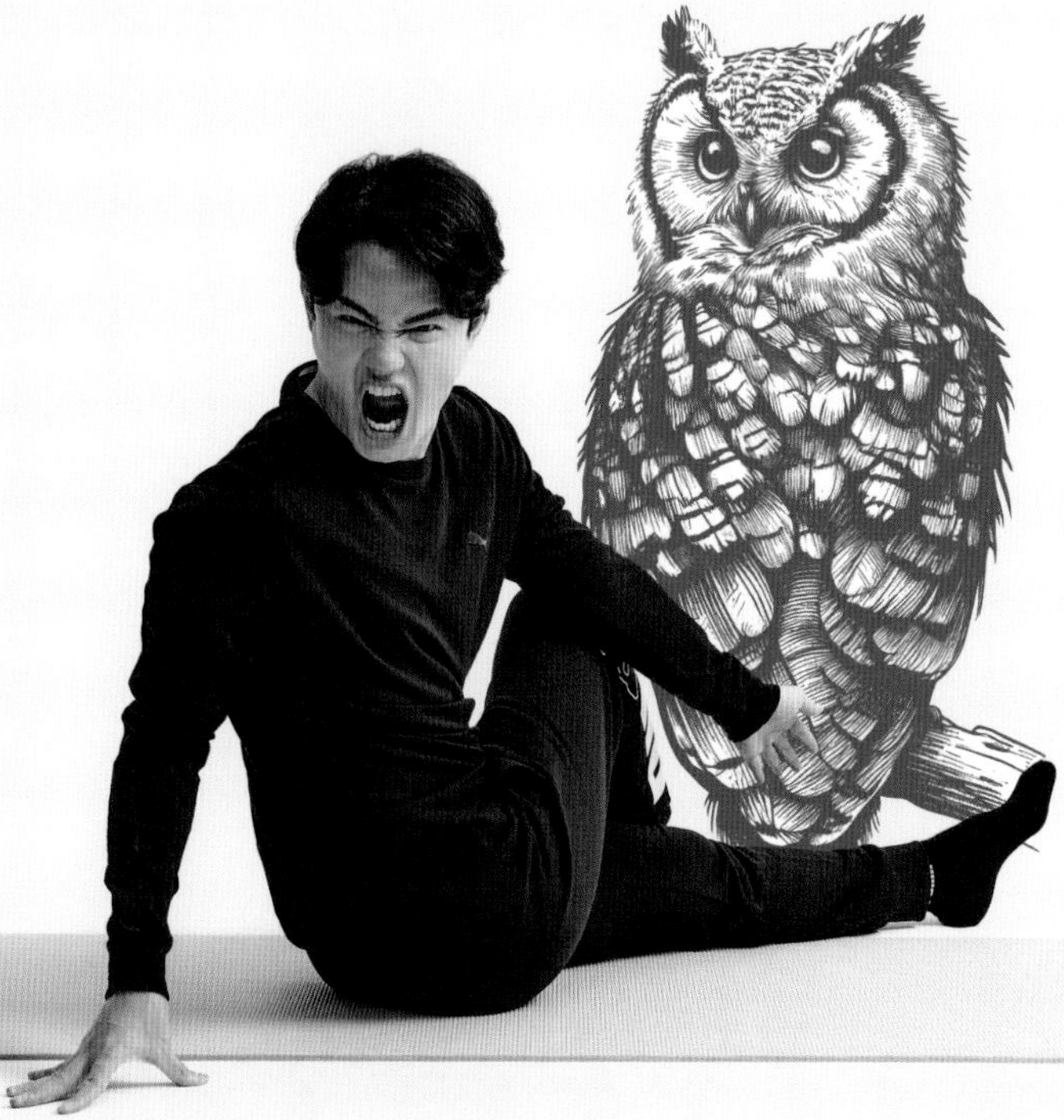

頭をクルッと回転させるフクロウ。その姿を真似して体幹をツイストしよう！

難易度 1

（部位）

のび~ 腰部

のび~ ももの外側

パスワードはP.8へ

猛獣豆知識

くるくる頭をまわすフクロウ。一回転できるイメージがあるけど、それぞれ270度まで回転するんだよ。目が正面についていて横が見えない分、頭を回転させて獲物を見つけるよ！

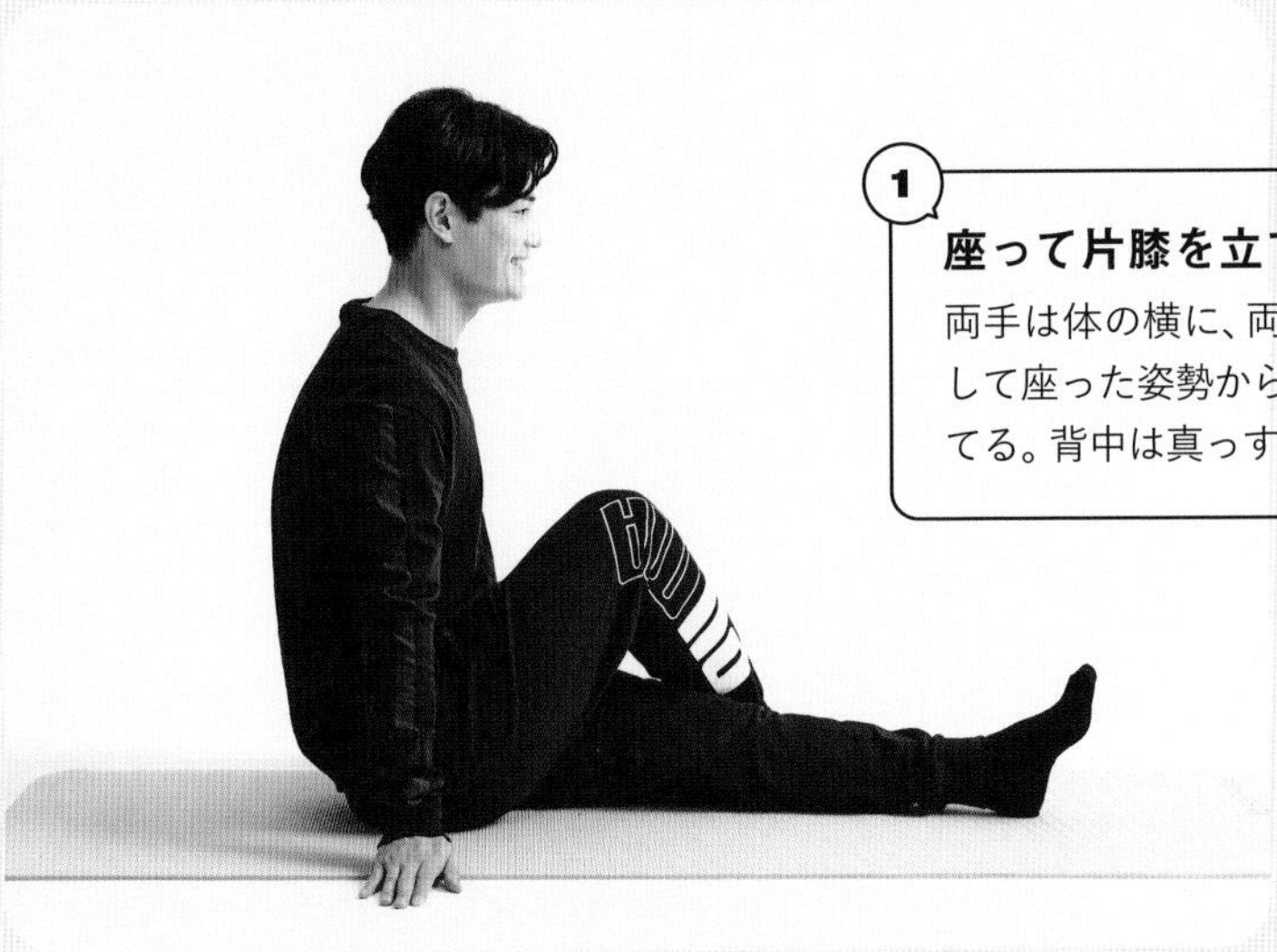

1

座って片膝を立てる

両手は体の横に、両足を伸ばして座った姿勢から右膝を立てる。背中は真っすぐにね

2

腰を後ろへ捻る

右手を後ろへ、左手を膝につけてそのまま息を吐きながら体幹部を捻る。反対もやろうね!

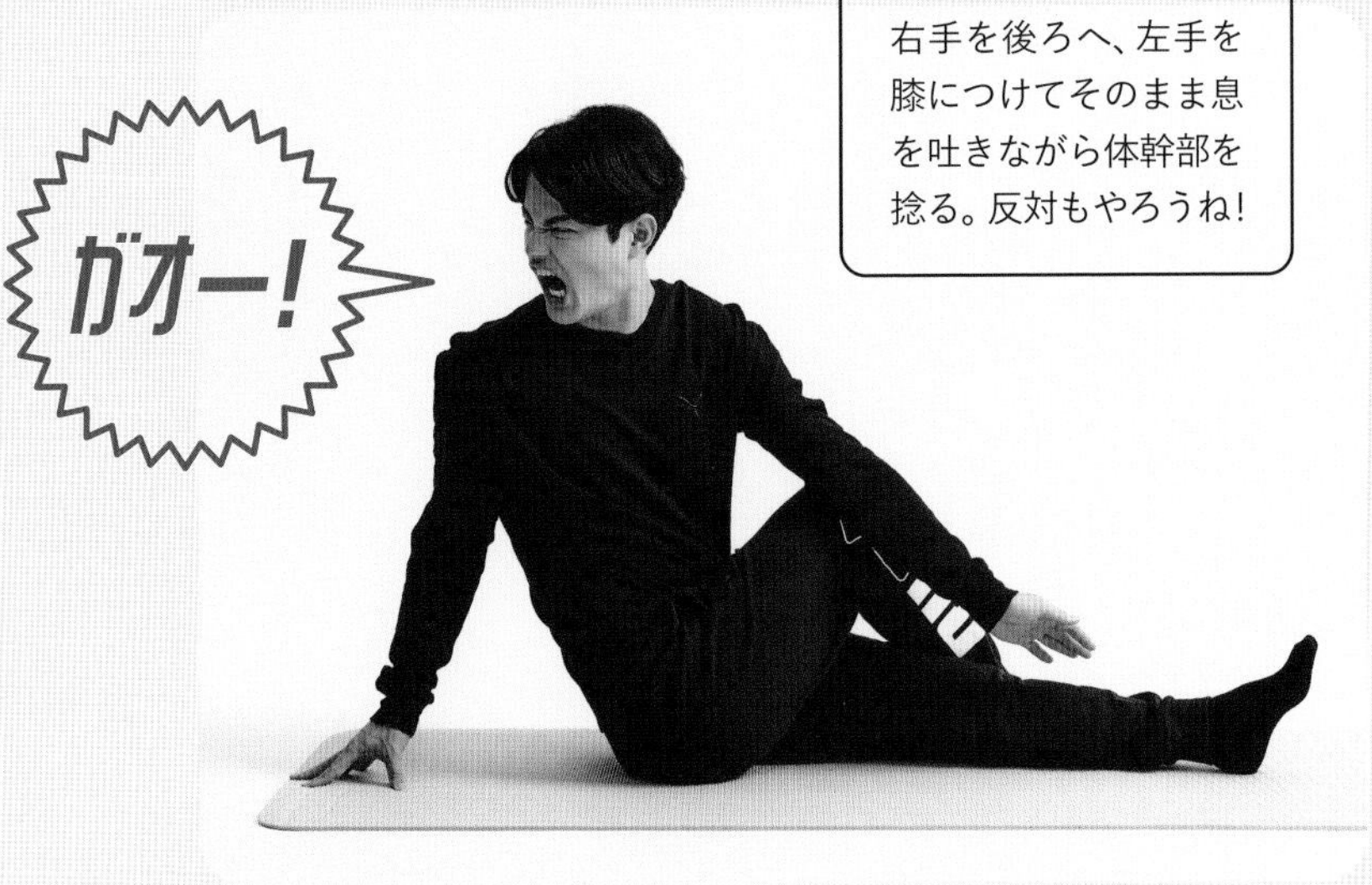

1セット

一般・子ども・シニア　片側 3 回　計 6 回

BEAST STRETCH ARMADILLO

丸くなる アルマジロ

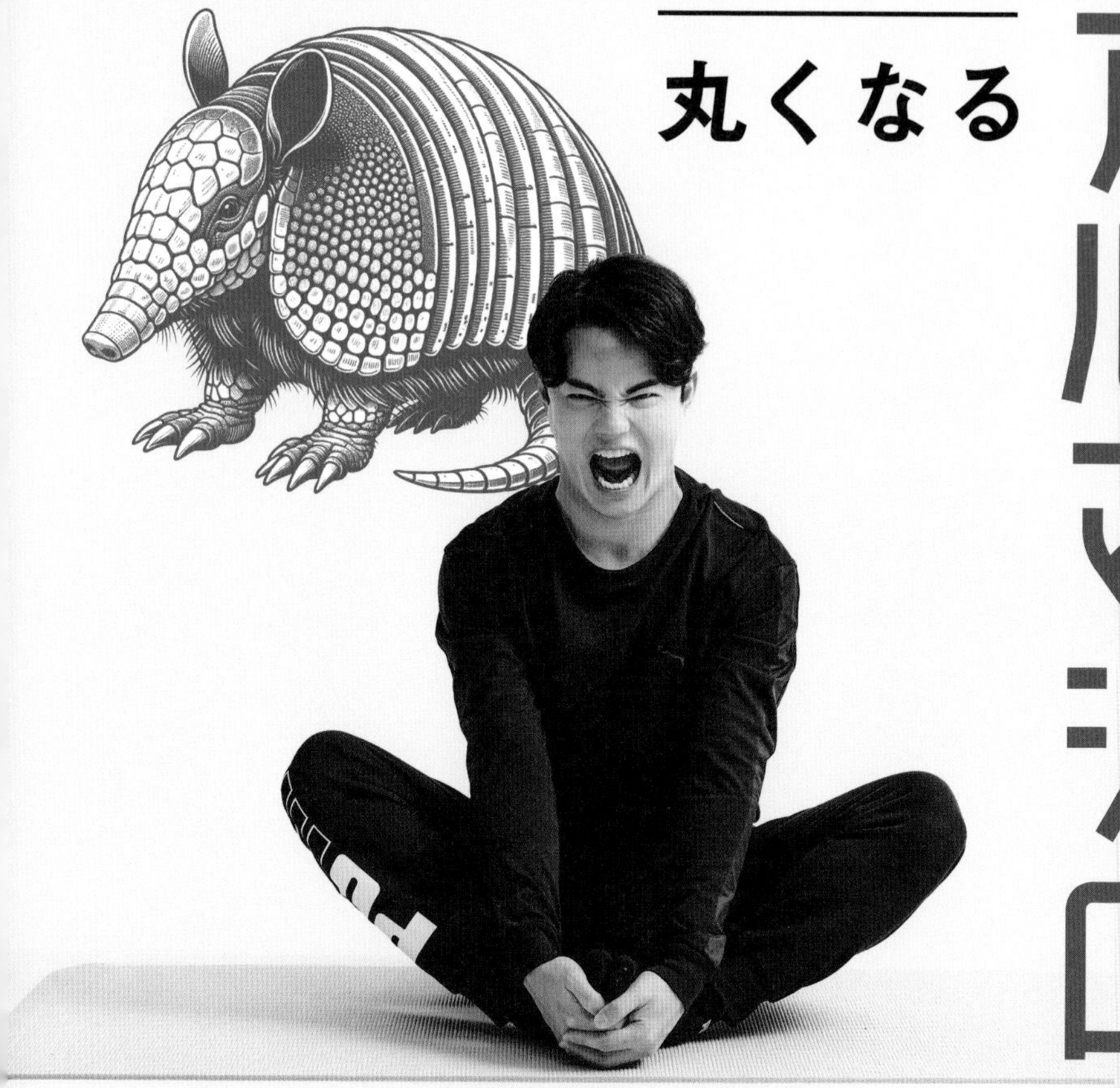

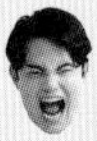

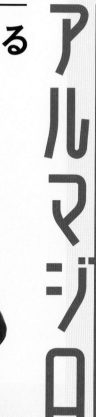

くるんと丸まるアルマジロ。
その姿を真似するだけでストレッチに。

難易度 1

（部位）

のび～ ももの外側

のび～ 内転筋群

のび～ 背中

パスワードはP.8へ

猛獣豆知識

丸まって身を守るアルマジロ。とはいえこの「術」ができるのは2種類だけなんだって。そもそも、ほとんどの時間を巣穴で寝て過ごすから、敵に遭うことも少ないのかもね！

難易度 1　アルマジロ

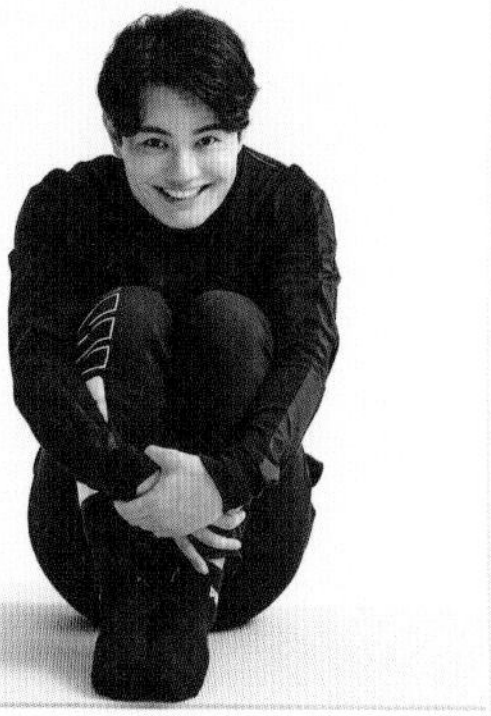

1
体育座りをする
両膝をくっつけて手で足を抱える。アルマジロのように体を小さく丸めるイメージでね!

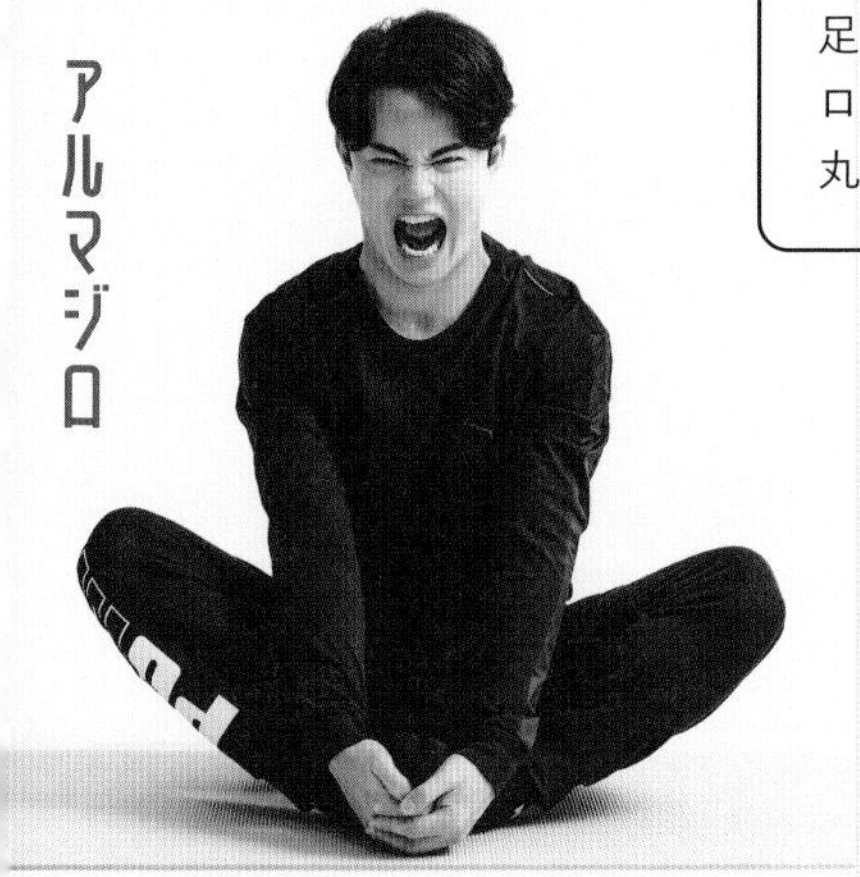

2
足を持って膝を開く
足を手で持って、息をはきながらゆっくりと両膝を開いていこう

別アングル

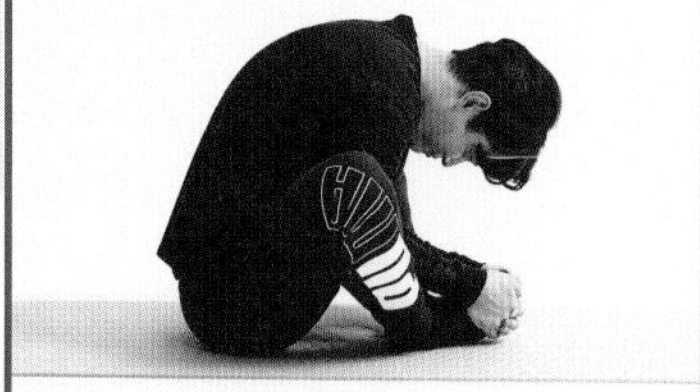

ガオー!

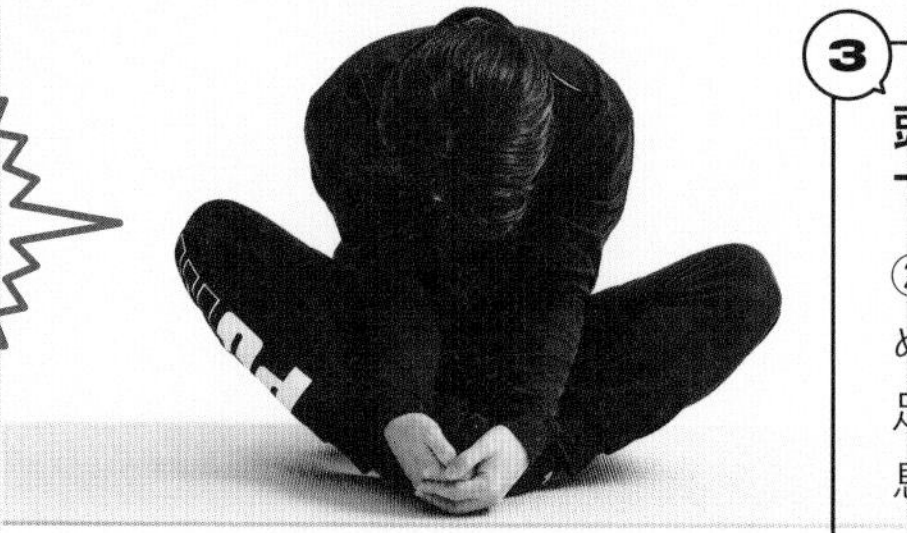

3
頭をゆっくり下げる
②の姿勢から背中を丸めて、頭をゆっくりと足首に近づけていこう。息を止めないでね。

1セット

一般・子ども・シニア　10秒

BEAST STRETCH DINOSAUR

よみがえった キョウリュウ

地球史上最強の生き物・恐竜。
古代の猛獣の動きで背中をやわらかく！

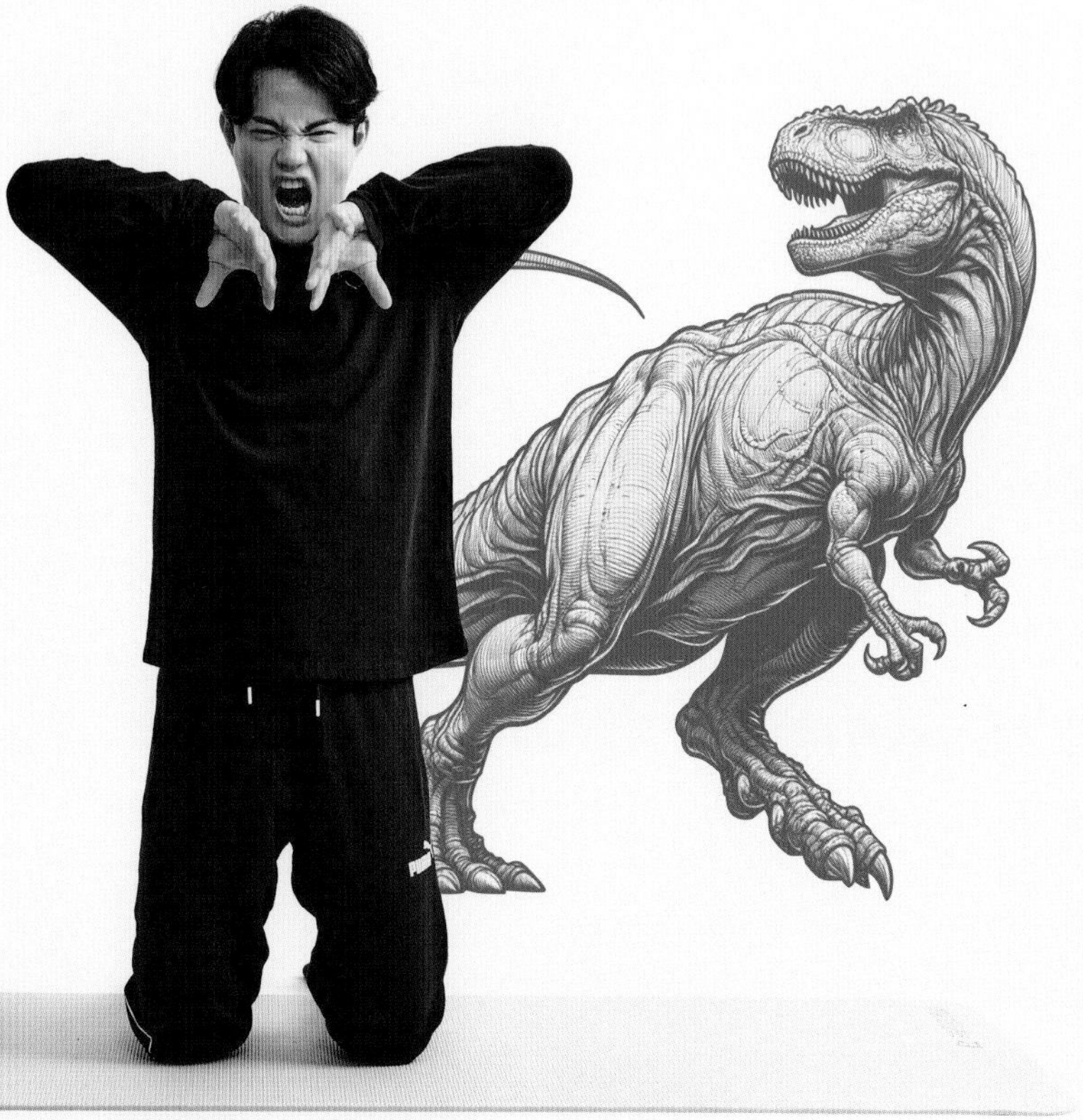

猛獣豆知識

恐竜は子どもたちも大好きな生き物。速くて強い！イメージがあるけど、研究によって見解が違うらしく……例えば、最強・ティラノサウルスは、実はほとんど走らなかったんだって！

難易度 1

（部位）

のび~ 肩関節周辺

のび~ 肩甲骨周辺

パスワードはP.8へ

難易度 1 キョウリュウ

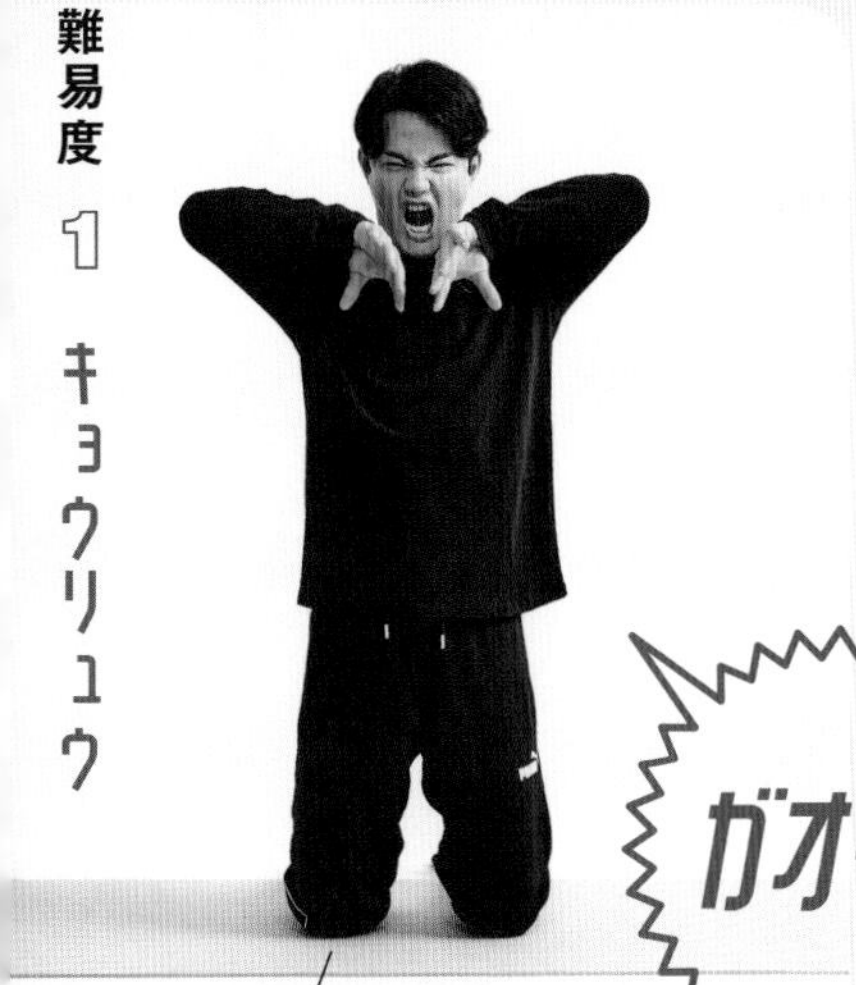

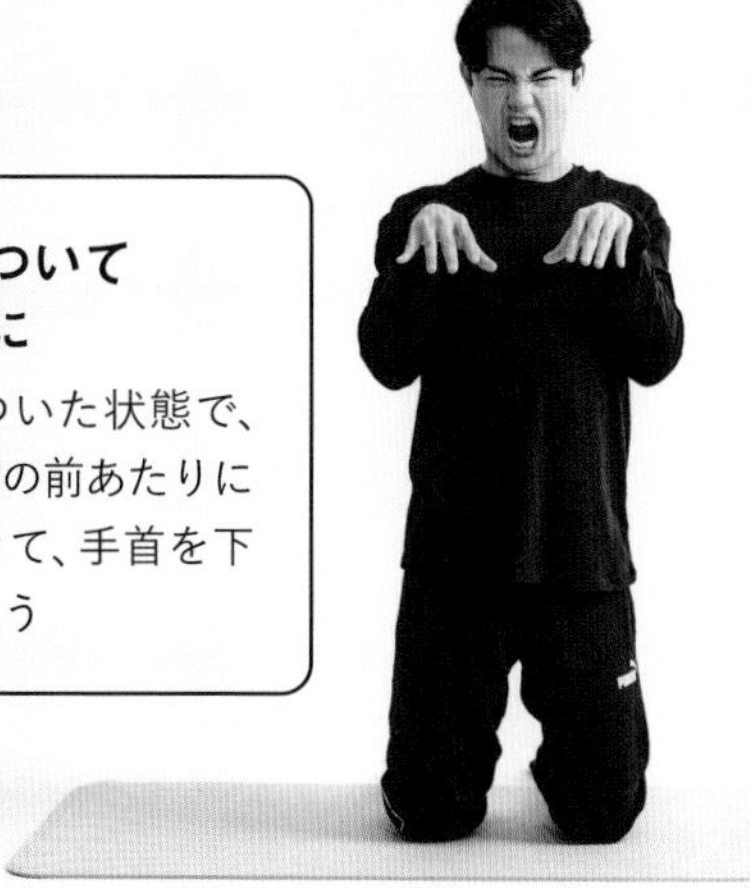

1 両膝をついて手を前に

両膝をついた状態で、両手を胸の前あたりに持ってきて、手首を下に曲げよう

2 両脇を開く

息をしっかりと吐きながら脇をゆっくりと開いていく。両手が離れ過ぎないのがポイント

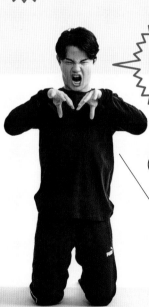

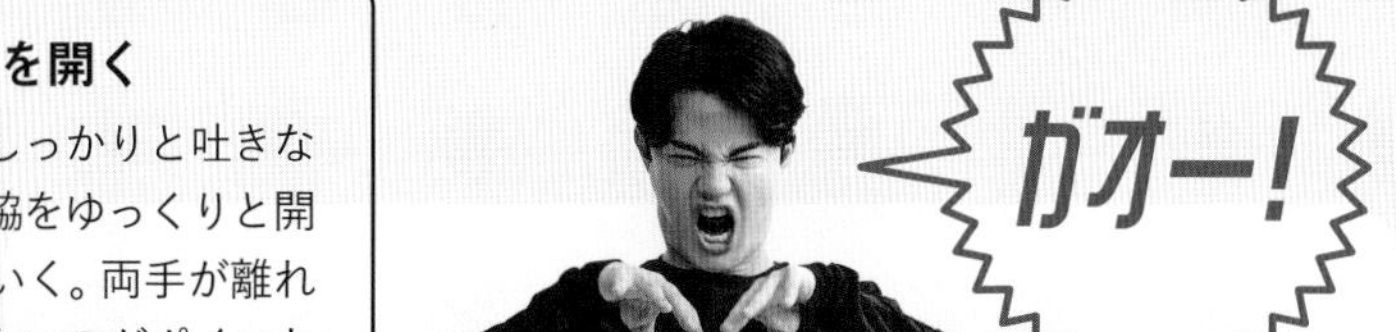

3 両脇を閉じる

②で脇を開ききったらそのまま息を吐きながら両脇を閉じていく。これを繰り返そう

1セット

一般・子ども・シニア 5回

ニンゲン

スマホを見る

もはや世界で一番の猛獣？
手放せないスマホ時間にアクセントを！

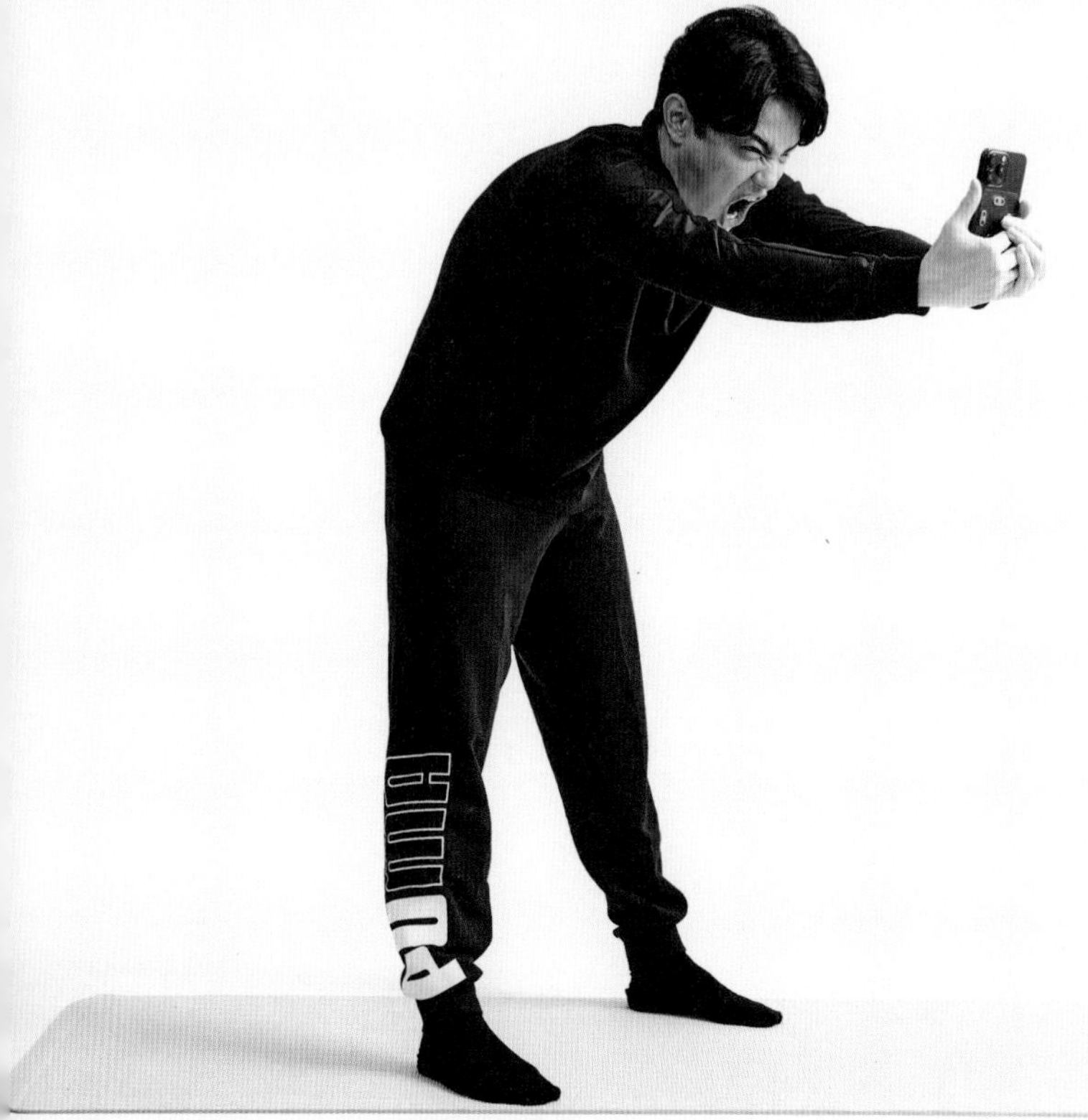

難易度 1

（部位）

のび～ 背中

パスワードはP.8へ

猛獣豆知識

大昔にチンパンジーと同じ祖先から進化した人間。他の猛獣との大きな違いは、二本の足で真っすぐ立ち、両手を器用に使えること。そのおかげで、便利な道具が使えるようになったんだ。

1

モノを持った姿勢

携帯電話やモノを持った姿勢でできるストレッチ。肩幅よりやや広く足を開く

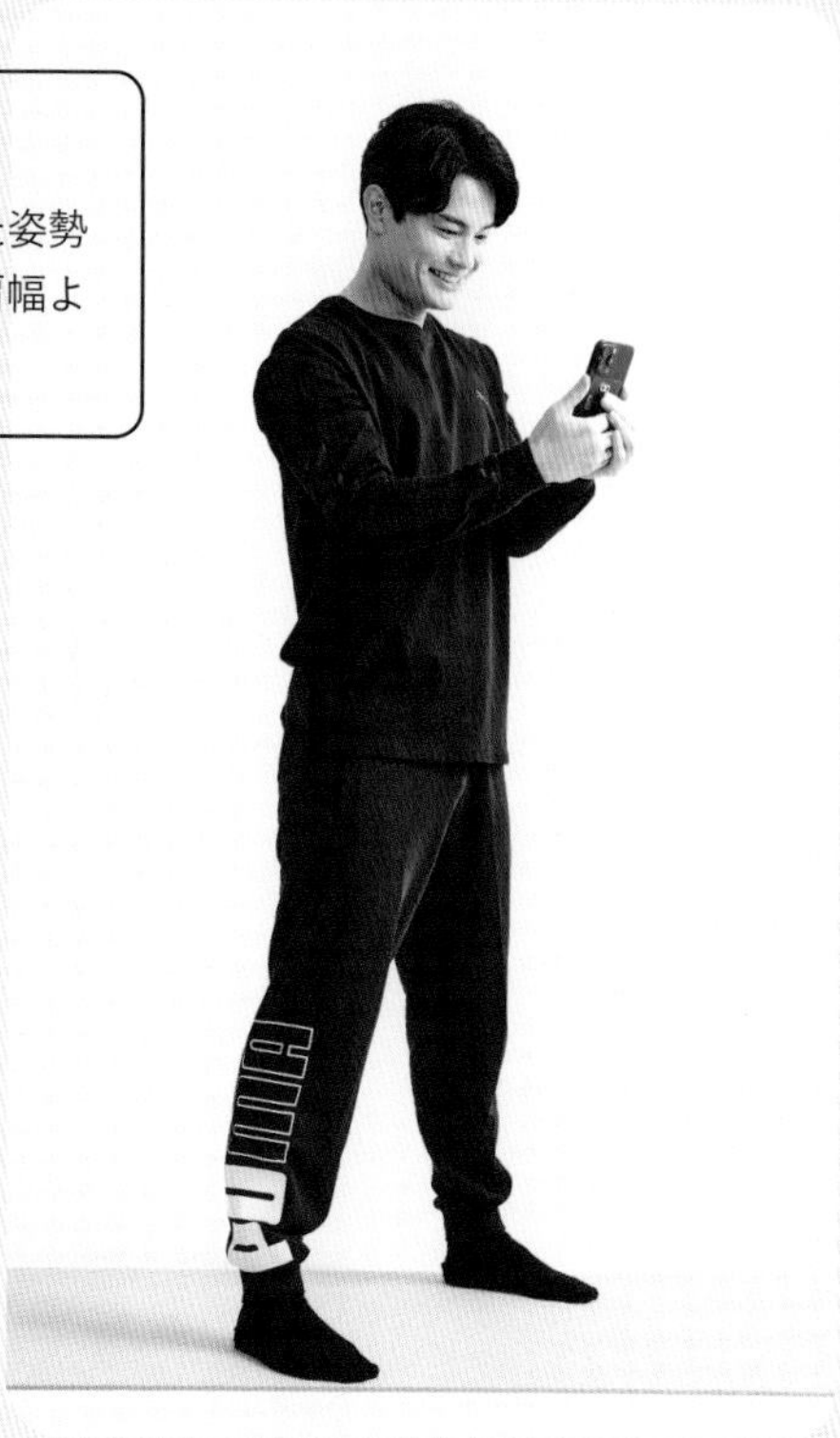

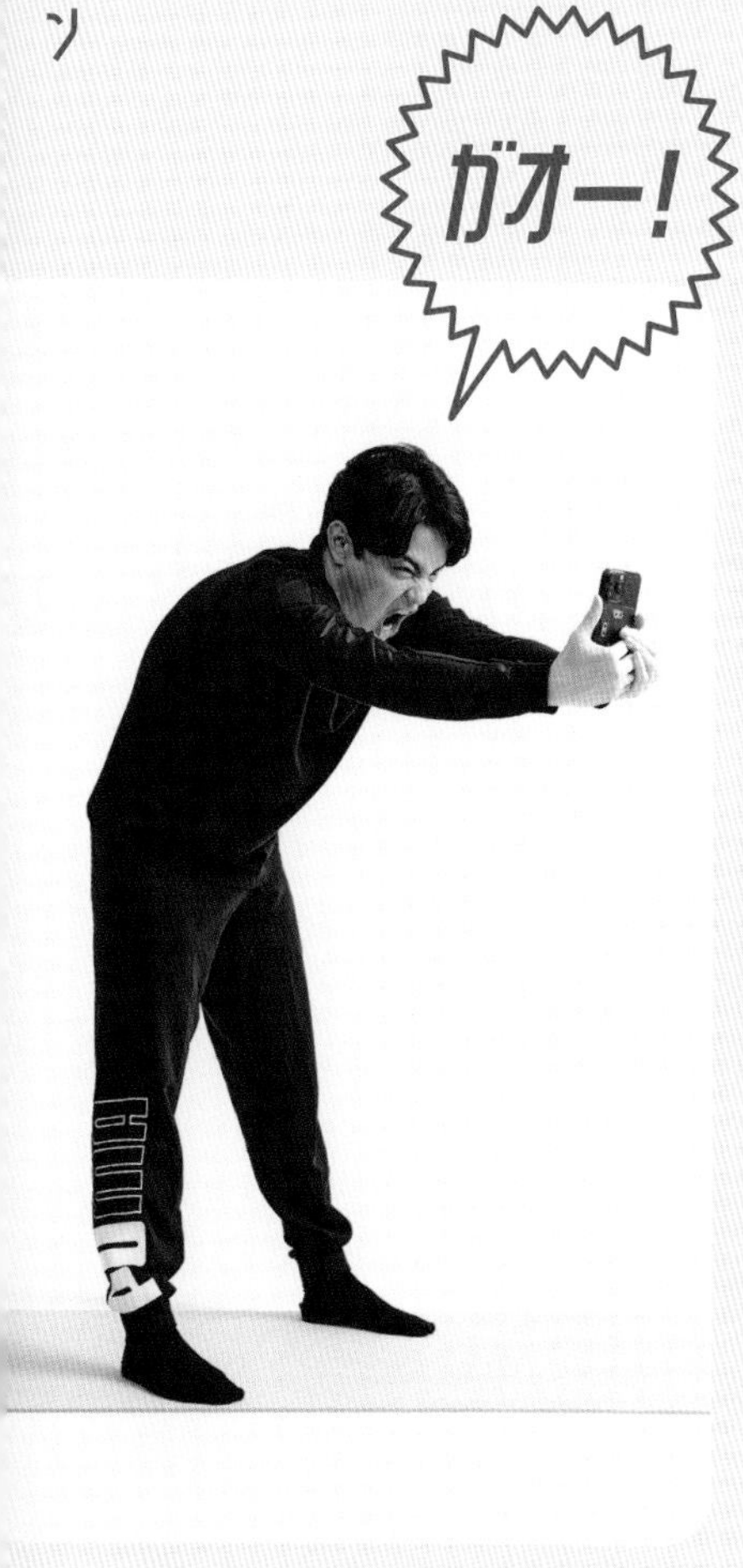

2

両手を前に
背中を丸める

息を吐きながら両手を前に。頭の位置を動かさず背中を丸めるようにしてね

1セット

一般・子ども **10**秒を**1**回　シニア ひと呼吸

BEAST STRETCH

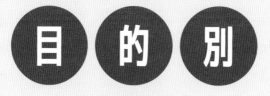

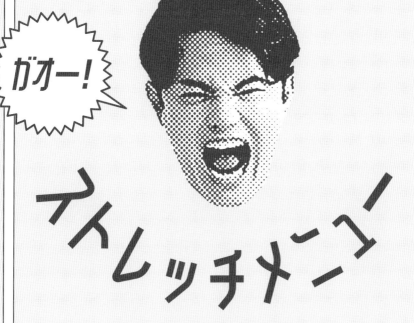

目的別ストレッチメニュー

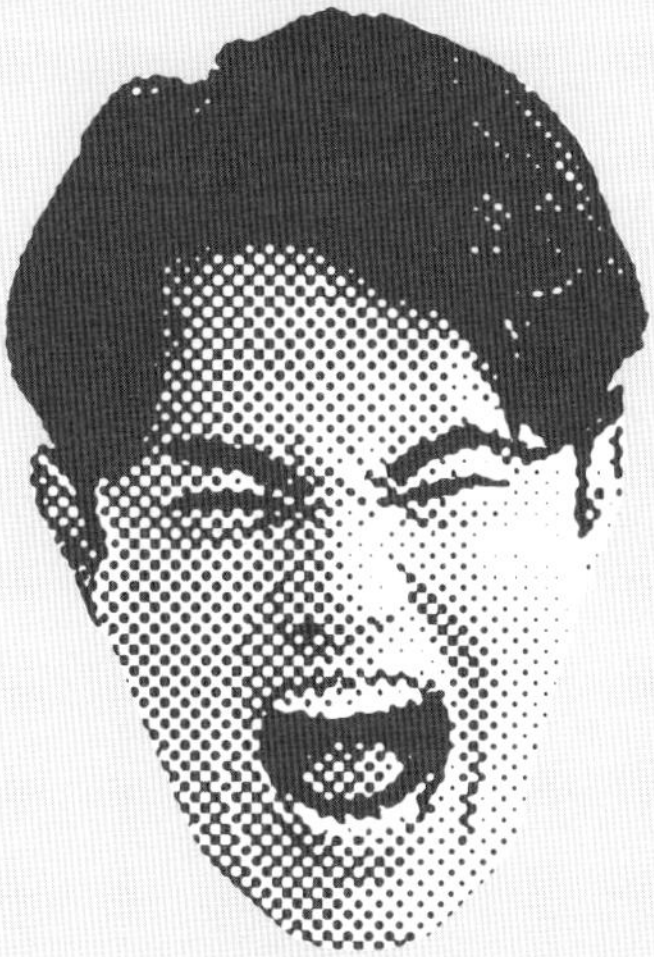

猛獣ストレッチを組み合わせてできる
目的別のメニューを紹介するよ。
どれも気軽にできるものばっかり！

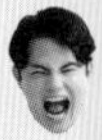

効果別メニュー 01

運動不足を解消したい①

運動不足を実感している人は多いはず。でも時間がない……そんなときは、全身の大きな筋肉をしっかり伸ばすポーズを中心にやってみよう。

パスワードはP.8へ

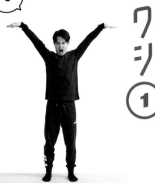

① ワシ STRETCH ①

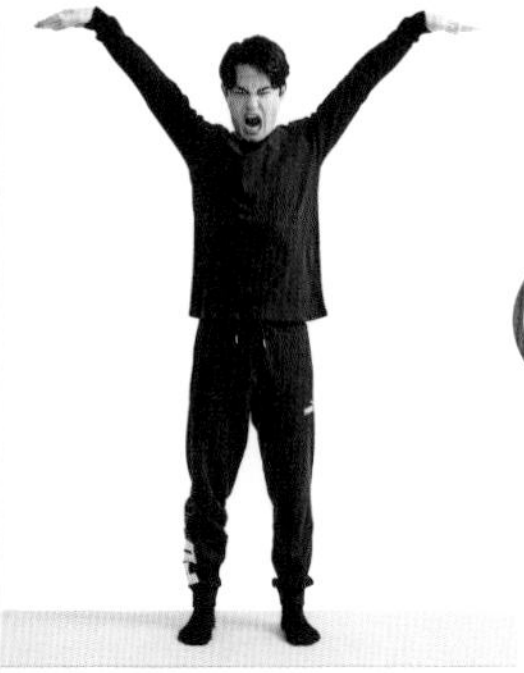

一般	子ども	シニア
5回	5回	5回

page 24

② サル STRETCH

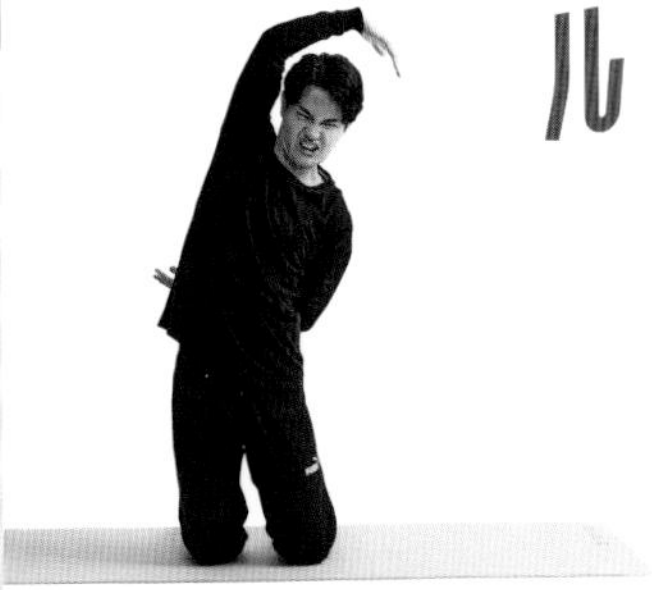

一般	子ども	シニア
6回	6回	6回

page 50

5

STRETCH
ペンギン

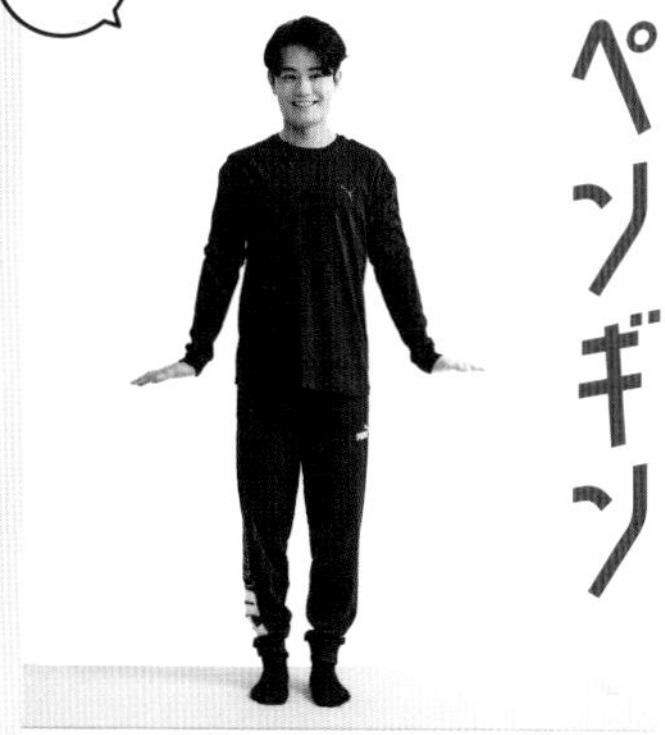

一般	子ども	シニア
6回	6回	6回

⇩
page
— 42 —

3

STRETCH
オオカミ

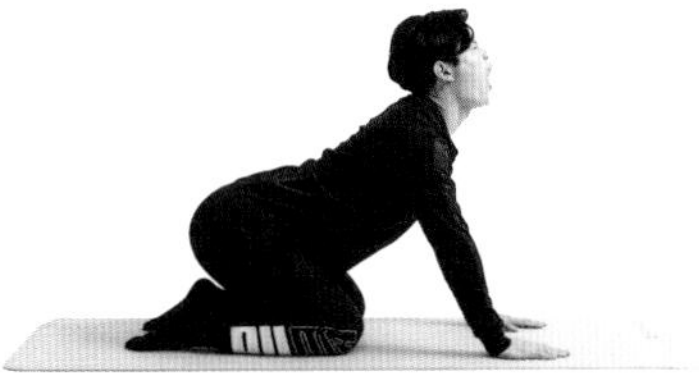

一般	子ども	シニア
3回	3回	3回

⇩
page
— 16 —

6

STRETCH
カエル

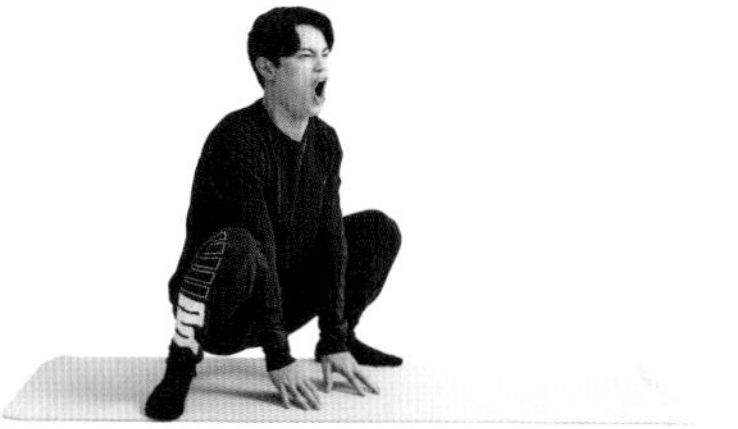

一般	子ども	シニア
3回	3回	3回

⇩
page
— 48 —

4

STRETCH
パンダ

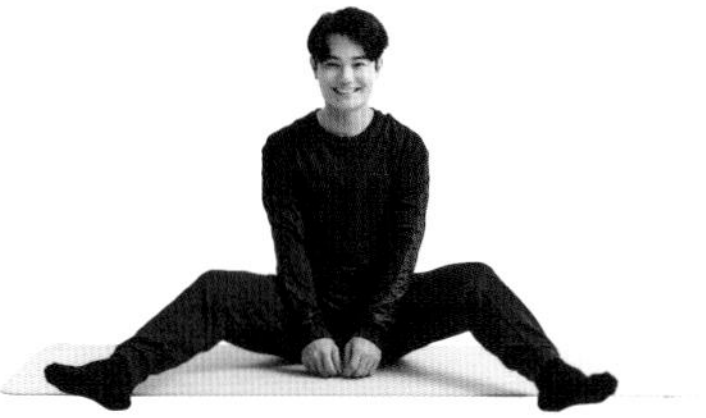

一般	子ども	シニア
6回	6回	6回

⇩
page
— 38 —

効果別メニュー

02

運動不足を解消したい②

①よりちょっと強度を高めたい人はこちら。チーター、ダチョウといった全身をバランスよく使ったストレッチと、下半身に刺激を入れることがポイント。

パスワードはP.8へ

①

STRETCH

ワシ②

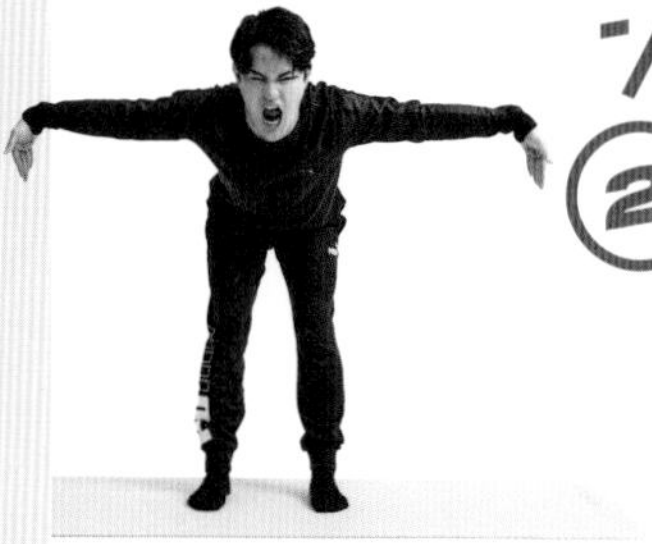

一般	子ども	シニア
5回	5回	5回

page
— 26 —

②

STRETCH

チーター

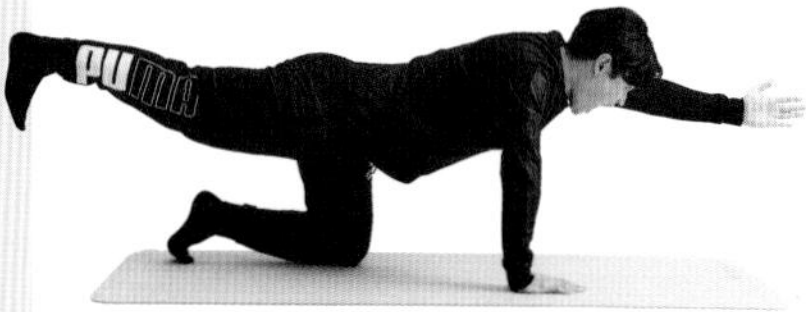

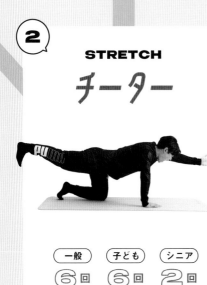

一般	子ども	シニア
6回	6回	2回

page
— 20 —

5

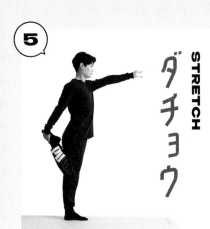

STRETCH

ダチョウ

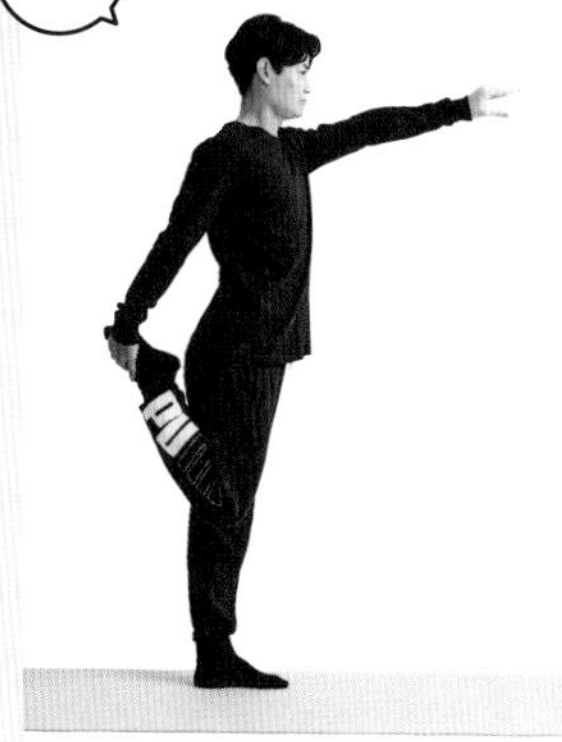

一般	子ども	シニア
2回	2回	2回

⇩
page
— 52 —

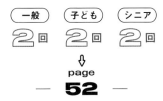

3

STRETCH

クマ

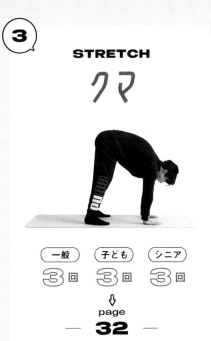

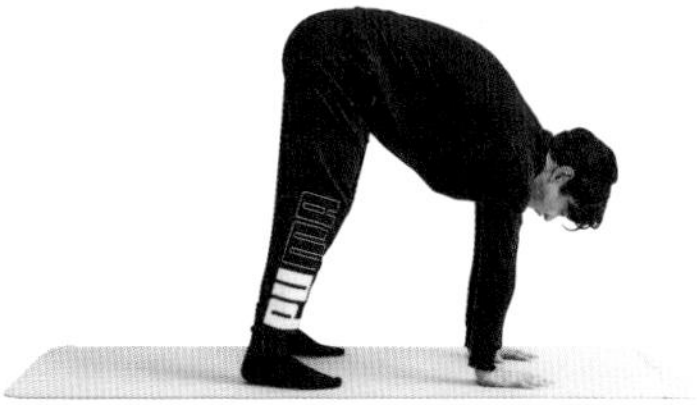

一般	子ども	シニア
3回	3回	3回

⇩
page
— 32 —

6

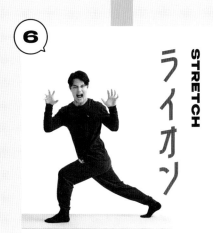

STRETCH

ライオン

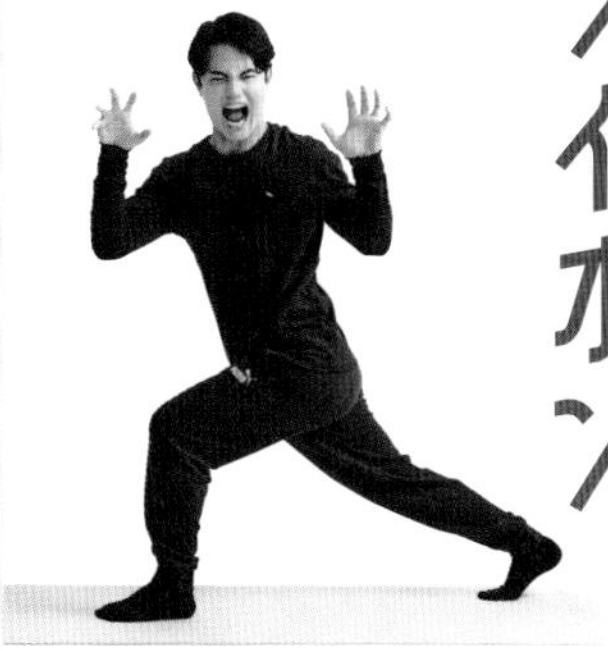

一般	子ども	シニア
6回	6回	6回

⇩
page
— 30 —

4

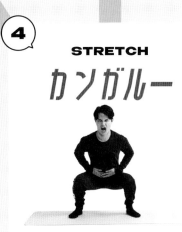

STRETCH

カンガルー

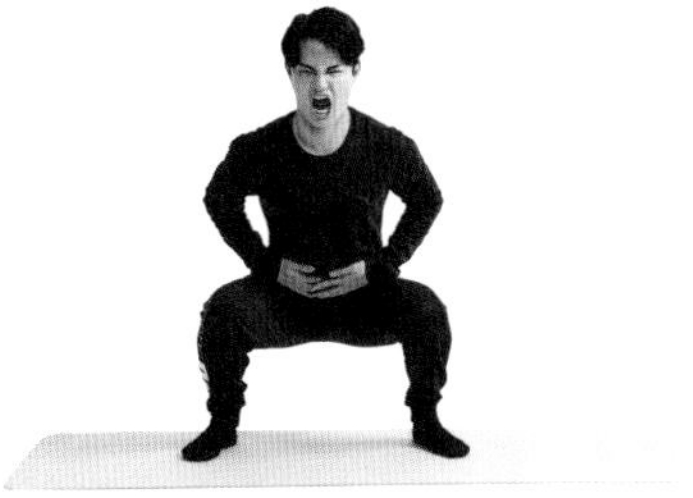

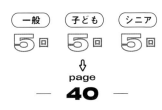

一般	子ども	シニア
5回	5回	5回

⇩
page
— 40 —

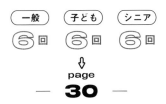

効果別メニュー

03

体の疲れをとりたい

仕事や家事などで体が疲れてしまう。そんなとき、大きな筋肉に刺激を入れると回復が早くなります。特にデスクワークなどで体が固まった感じがある人におすすめ！

パスワードはP.8へ

1

STRETCH

アザラシ

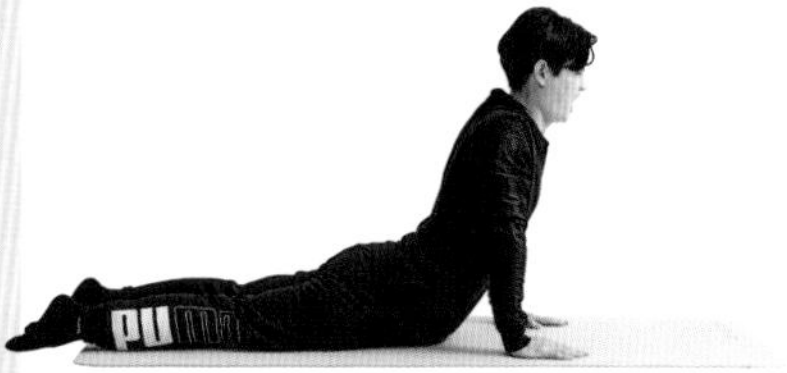

一般	子ども	シニア
3回	3回	3回

page
— 44 —

2

STRETCH

ペンギン

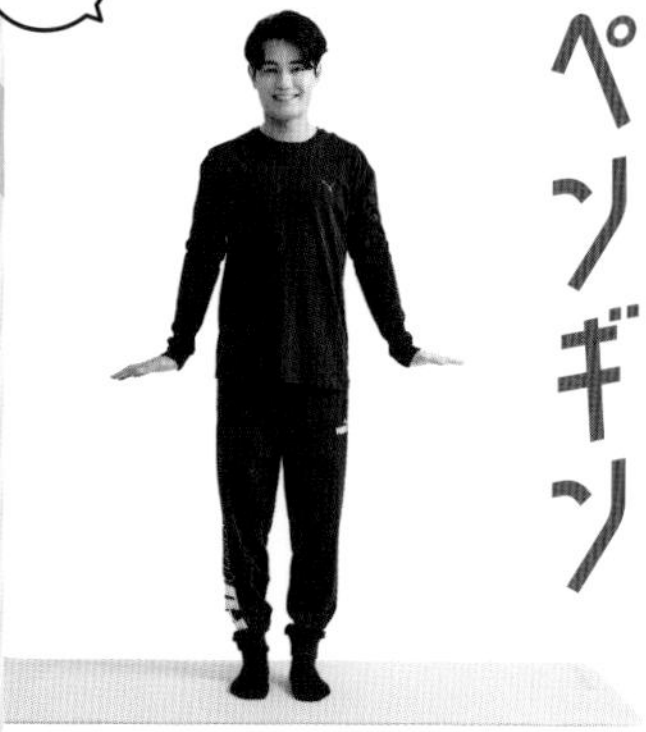

一般	子ども	シニア
6回	6回	6回

page
— 42 —

5

STRETCH

ヘビ

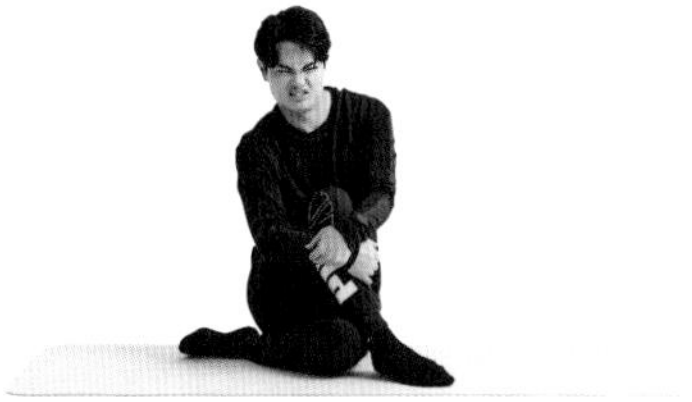

一般	子ども	シニア
3回	3回	3回

⇩
page
— 36 —

T-SENSEI ADVICE

疲労とストレッチの相性
は抜群だよ
特にペンギン、ヘビ
アルマジロなどで
太ももを伸ばすことが
効果的なんだ

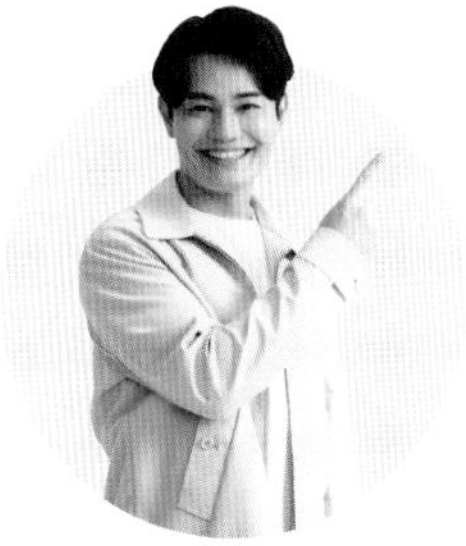

3

STRETCH

フクロウ

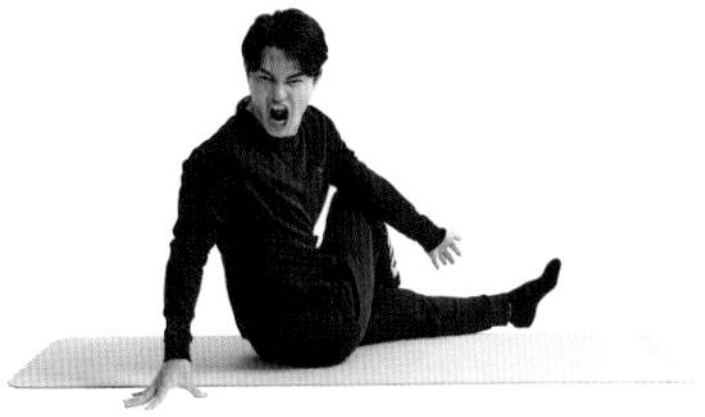

一般	子ども	シニア
6回	6回	6回

⇩
page
— 58 —

4

STRETCH

アルマジロ

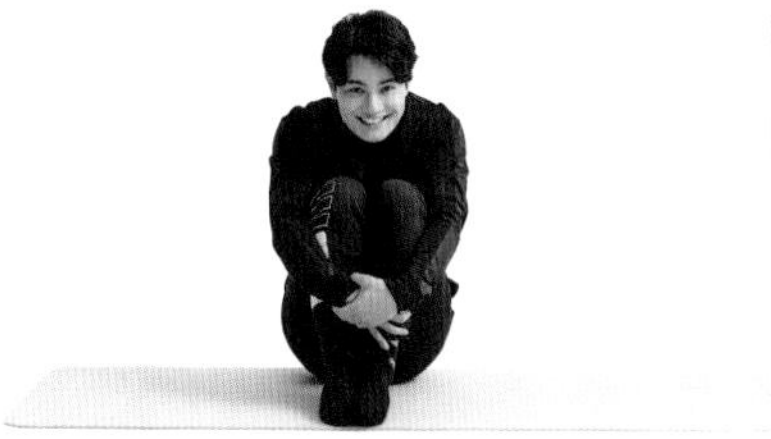

一般	子ども	シニア
10秒	10秒	10秒

⇩
page
— 60 —

効果別メニュー 04

体を引き締めたい①

体側をしっかりとストレッチ&トレーニングすることで引き締まった体を実現させよう。サル→アザラシのように、わき側とお腹側の順番にやることがポイントだよ。

パスワードはP.8へ

① STRETCH サル

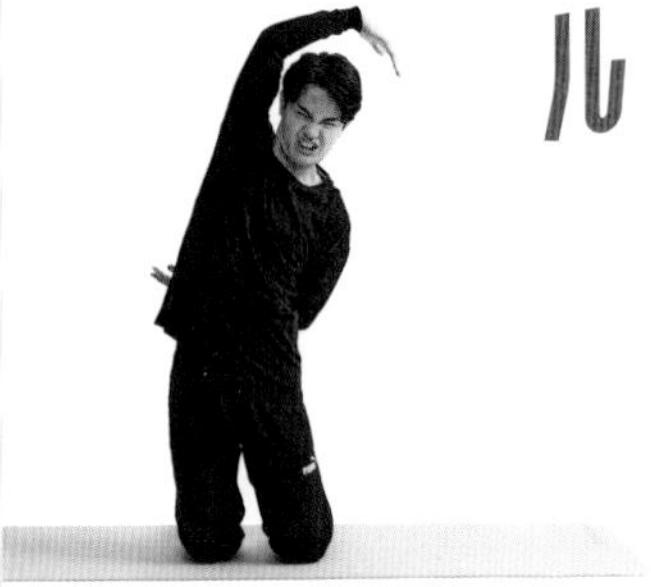

一般	子ども	シニア
6回	6回	6回

page 50

② STRETCH アザラシ

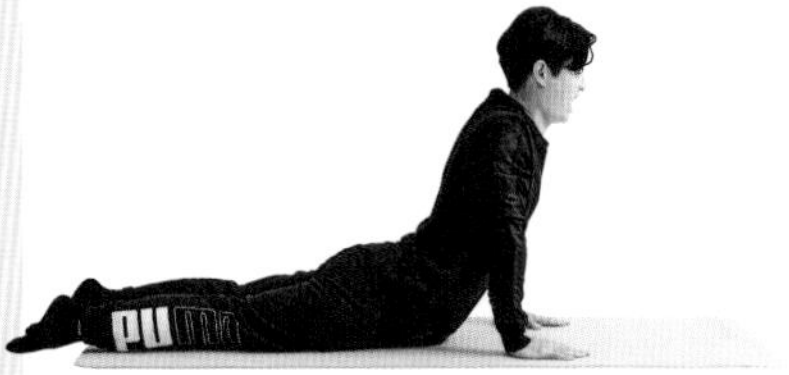

一般	子ども	シニア
3回	3回	3回

page 44

5

STRETCH

ペンギン

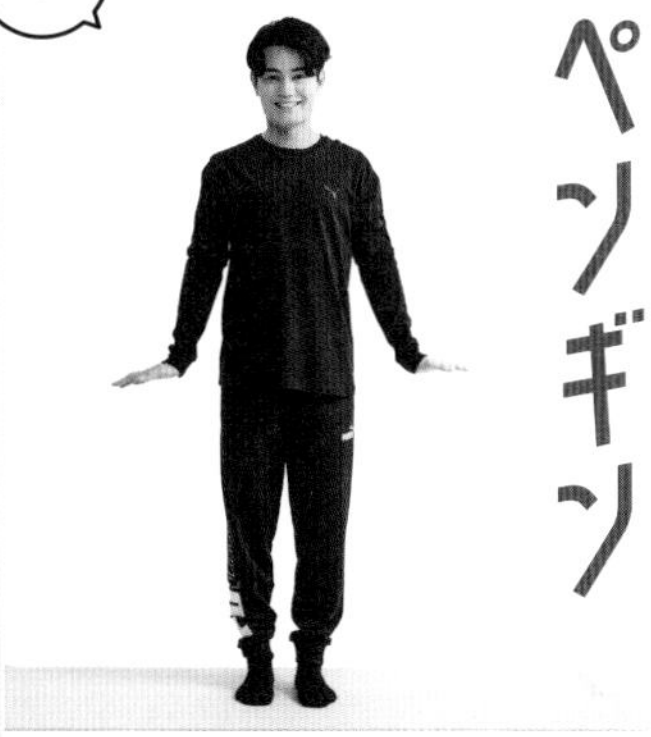

一般 6回 子ども 6回 シニア 6回

↓
page
— 42 —

3

STRETCH

パンダ

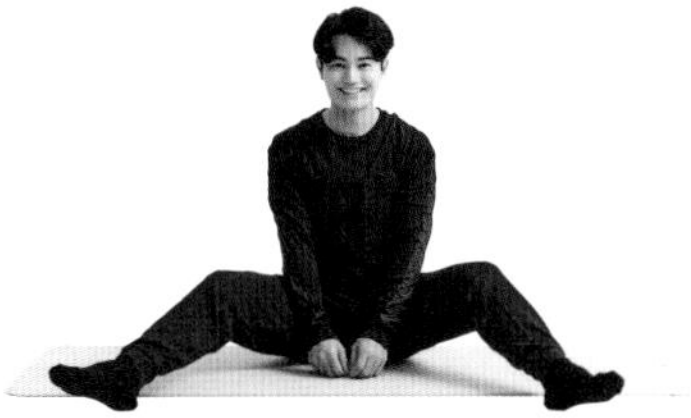

一般 6回 子ども 6回 シニア 6回

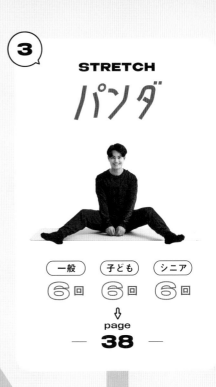

↓
page
— 38 —

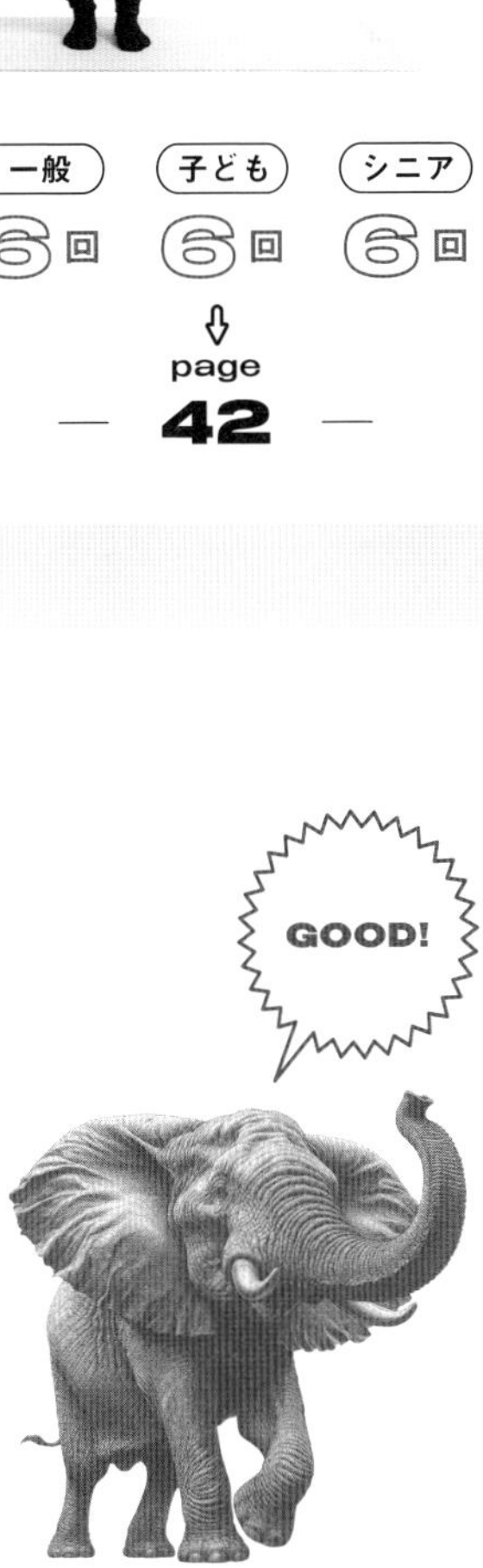

4

STRETCH

ゾウ

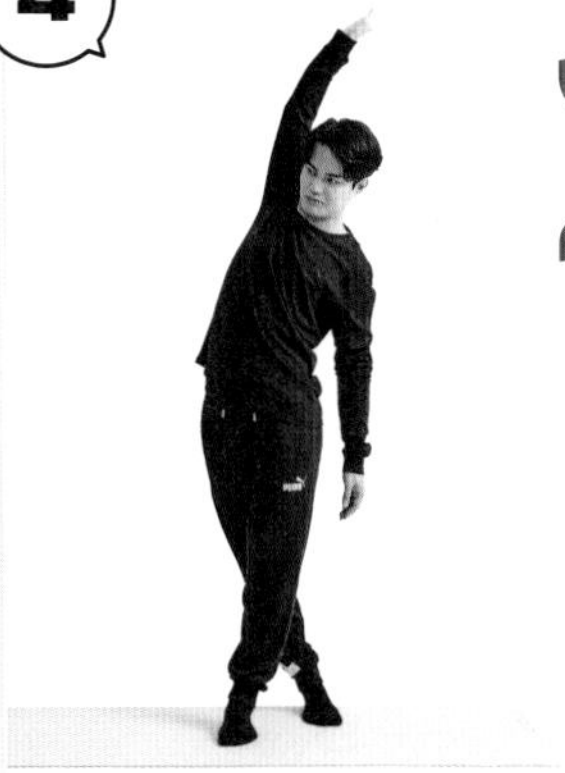

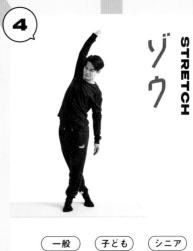

一般 6回 子ども 6回 シニア 6回

↓
page
— 28 —

効果別メニュー

05

体を引き締めたい②

背中、お尻、下半身。大きな筋肉にしっかり刺激を入れるポーズをチョイス。特に筋肉量の多い下半身は基礎代謝を高めるためにも重要だよ。

パスワードはP.8へ

1

STRETCH ワシ②

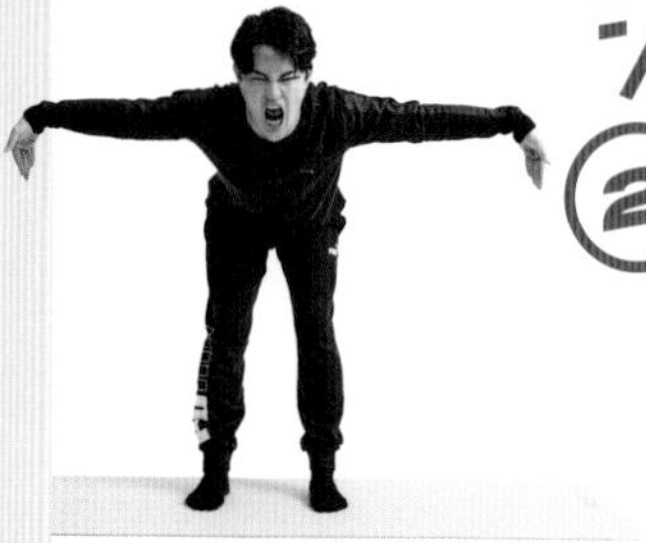

一般	子ども	シニア
5回	5回	5回

page 26

2

STRETCH ワニ

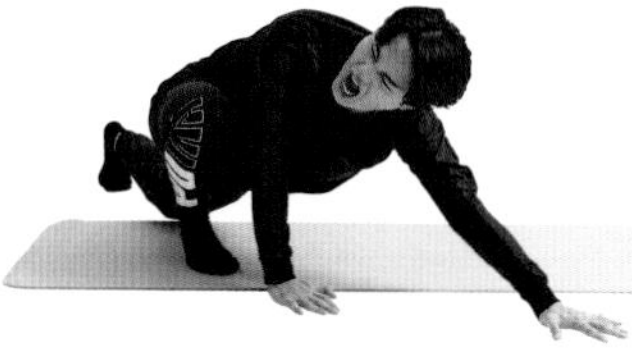

一般	子ども	シニア
6回	6回	2回

page 22

5

STRETCH

ライオン

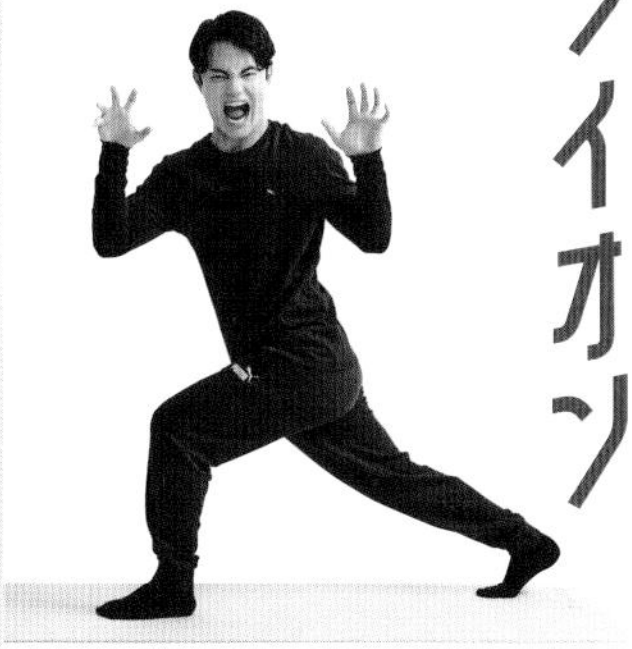

一般	子ども	シニア
6回	6回	6回

page
— 30 —

3

STRETCH

チーター

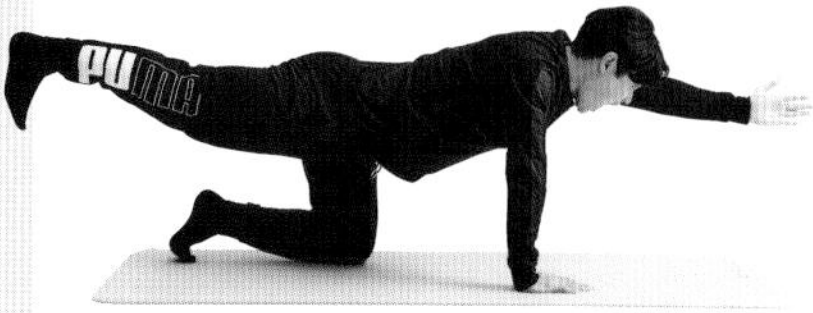

一般	子ども	シニア
6回	6回	2回

page
— 20 —

T-SENSEI ADVICE

チーターとカンガルーの
動きが難しいときは
回数を減らしてもいいから
しっかりとした形を
重視して取り組もう

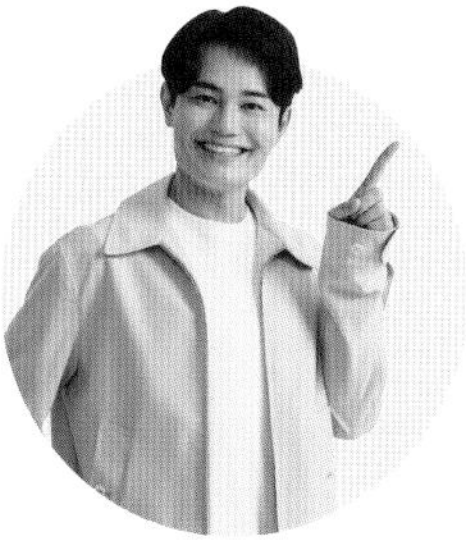

4

STRETCH

カンガルー

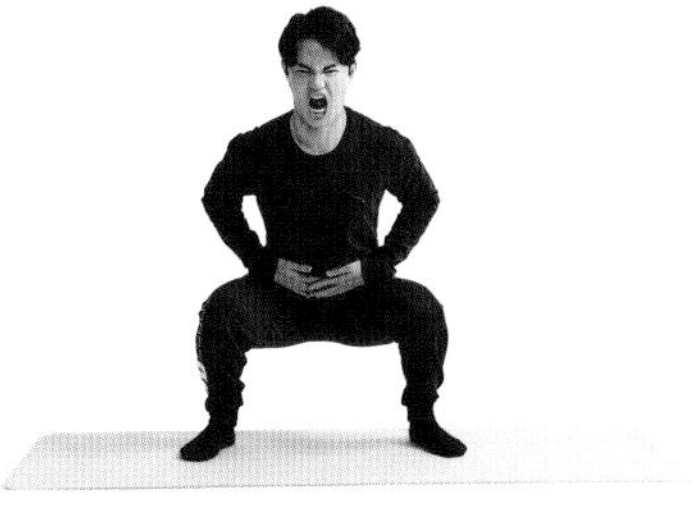

一般	子ども	シニア
5回	5回	5回

page
— 40 —

効果別メニュー

06

気分転換・ストレスを発散したい

気持ちが乗らない、イライラしてしまうとき、猛獣ストレッチを取り入れるだけで気分が変わるよ。特にしっかり鼻から息を吸って、ゆっくり息を吐こう。

パスワードはP.8へ

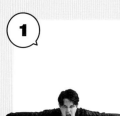

1 STRETCH ワシ②

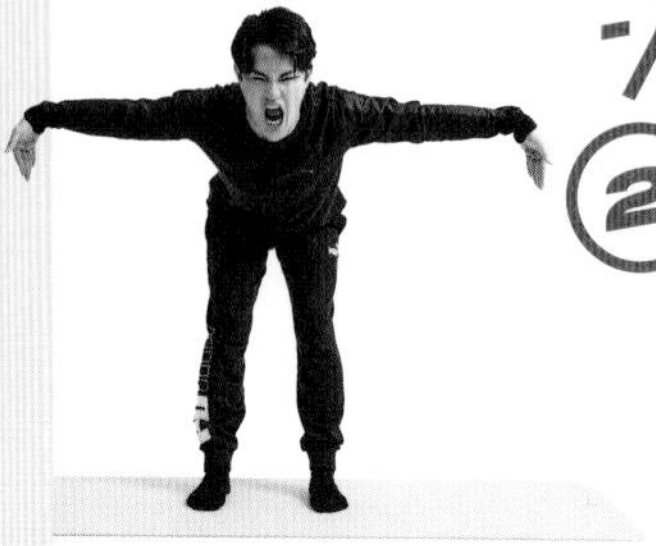

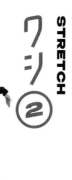

一般	子ども	シニア
5回	5回	5回

page 26

2 STRETCH チーター

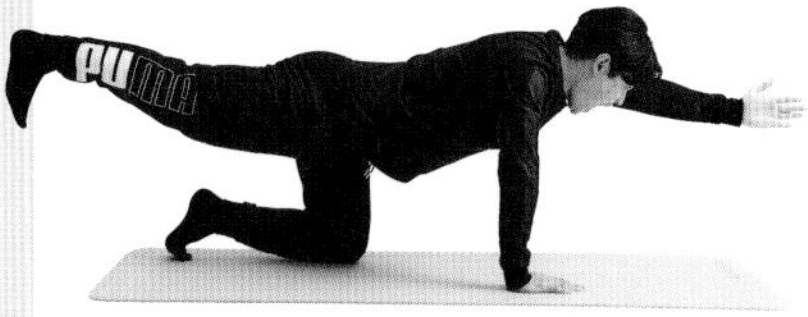

一般	子ども	シニア
6回	6回	2回

page 20

5

STRETCH
ライオン

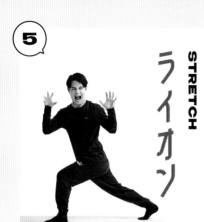

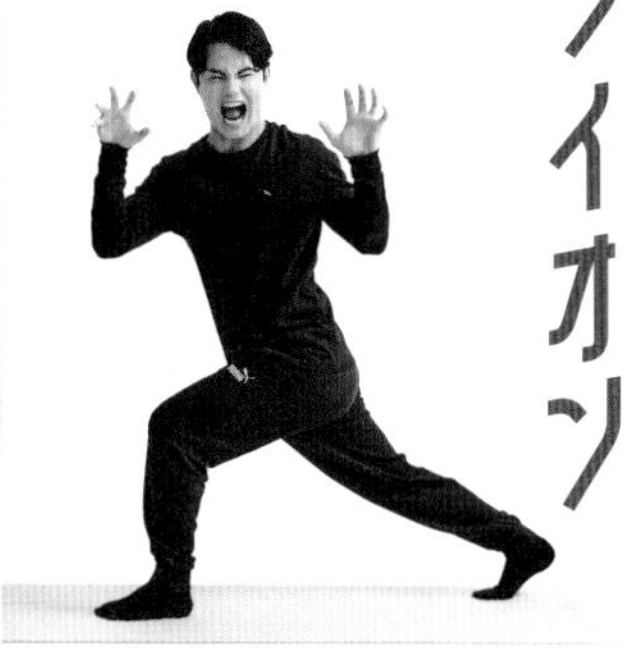

一般	子ども	シニア
6回	6回	6回

↓
page
— 30 —

3

STRETCH
カンガルー

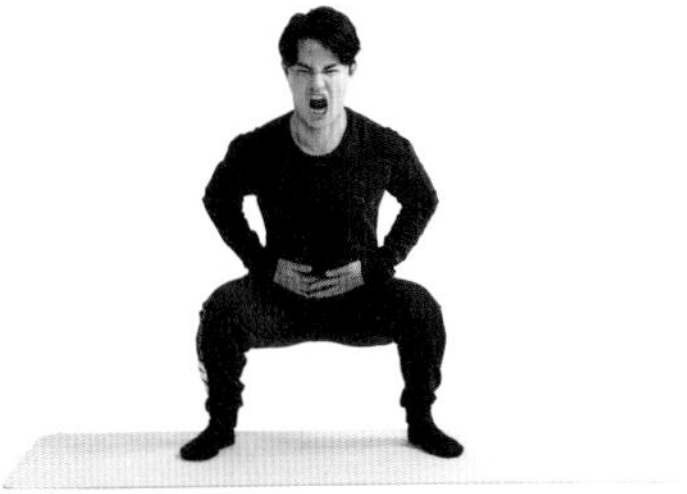

一般	子ども	シニア
5回	5回	5回

↓
page
— 40 —

T-SENSEI ADVICE

気持ちを和らげたい
ときは、特に呼吸が大事
ダチョウやチーターの
全身を伸ばす動きのとき
鼻から吸った息を
ゆっくり「ガオー」と吐こう

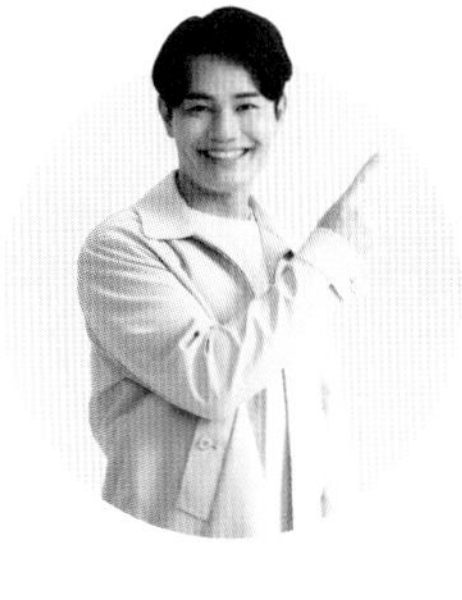

4

STRETCH
ダチョウ

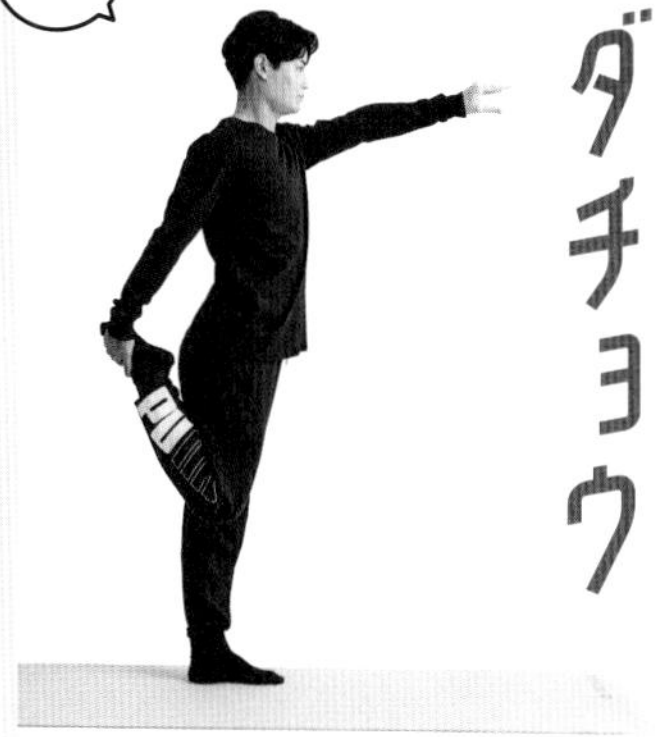

一般	子ども	シニア
4回	4回	4回

↓
page
— 52 —

効果別メニュー

07

ぐっすり眠りたい

睡眠は大人、子どもに関わらず健康に直結するとても重要なもの。少しでもいい睡眠をとれるように体を温めるストレッチを中心にやってみよう。

パスワードはP.8へ

1 STRETCH カバ

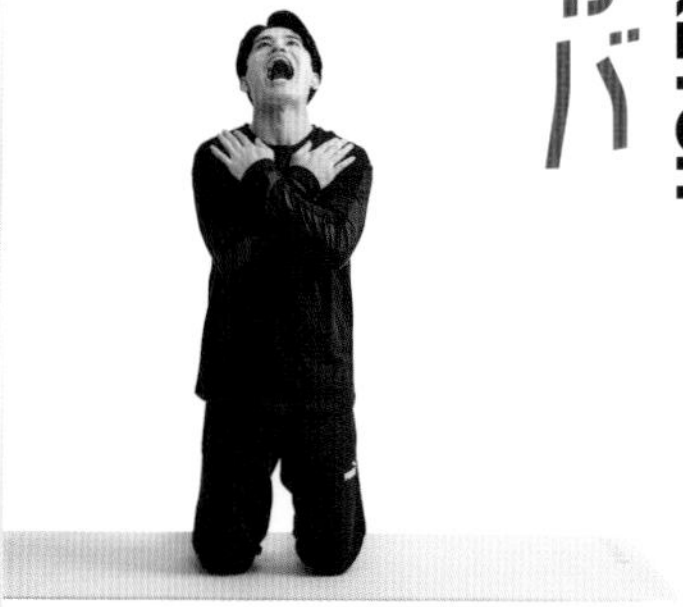

一般	子ども	シニア
3回	3回	3回

page — 34 —

2 STRETCH ヘラジカ

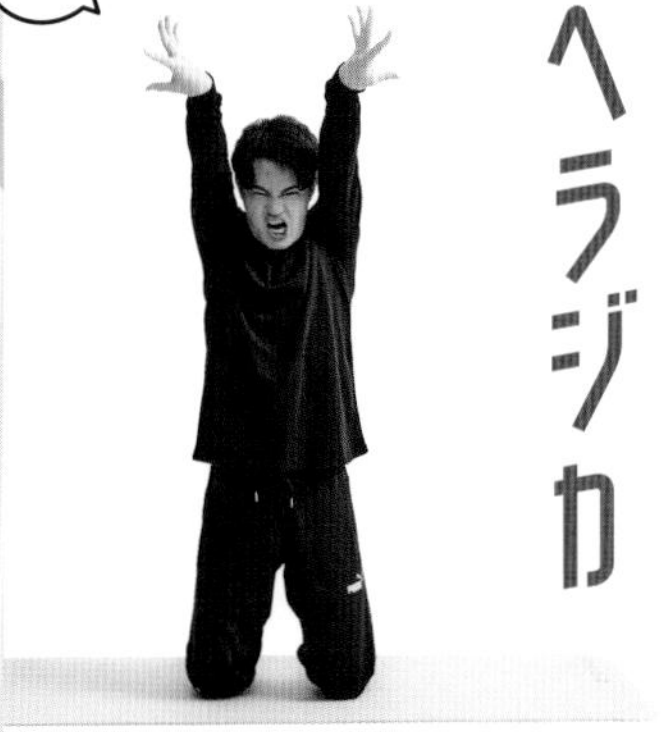

一般	子ども	シニア
5回	5回	5回

page — 46 —

5

STRETCH
ヘビ

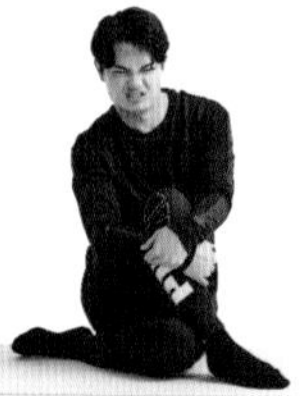

一般	子ども	シニア
3回	3回	3回

⇩
page
— 36 —

T-SENSEI ADVICE

ストレッチのタイミング
も大事になるよ
就寝する時間の
1時間半～30分前くらい
に取り組むのがいいかも
呼吸もとても大事だよ！

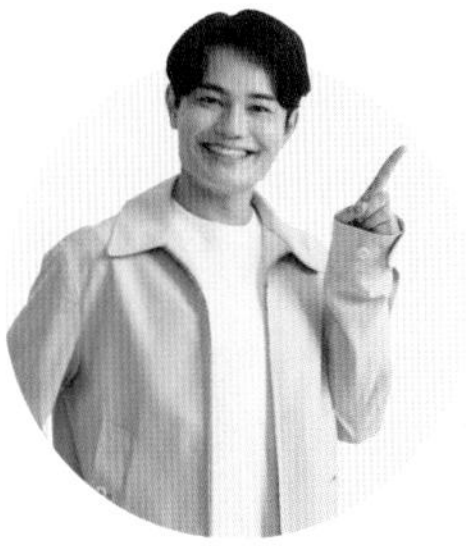

3

STRETCH
オオカミ

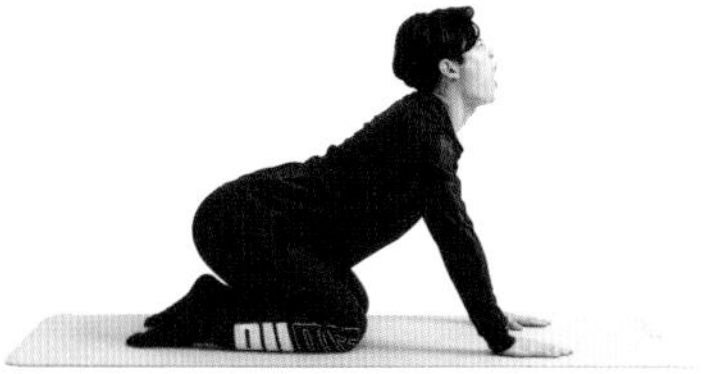

一般	子ども	シニア
3回	3回	3回

⇩
page
— 16 —

4

STRETCH
アザラシ

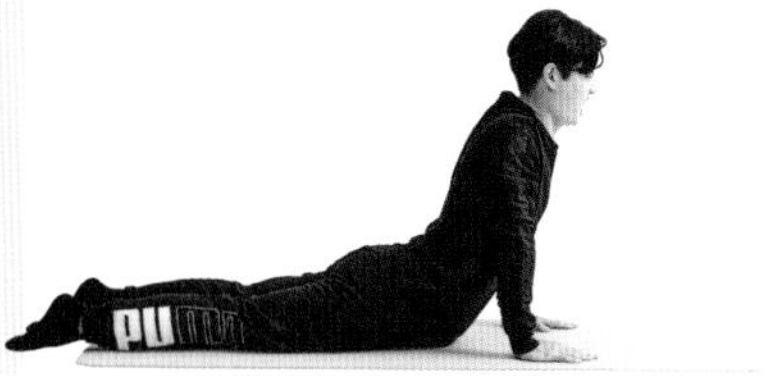

一般	子ども	シニア
3回	3回	3回

⇩
page
— 44 —

効果別メニュー

08

体をやわらかくしたい

体の柔軟性は生活習慣によって大きく変化します。昔はやわらかかったのに……なんて人も多いはず。柔軟性を高めると肩こりやケガの予防にもなるからぜひ取れ入れて。

パスワードはP.8へ

1 ゴリラ STRETCH

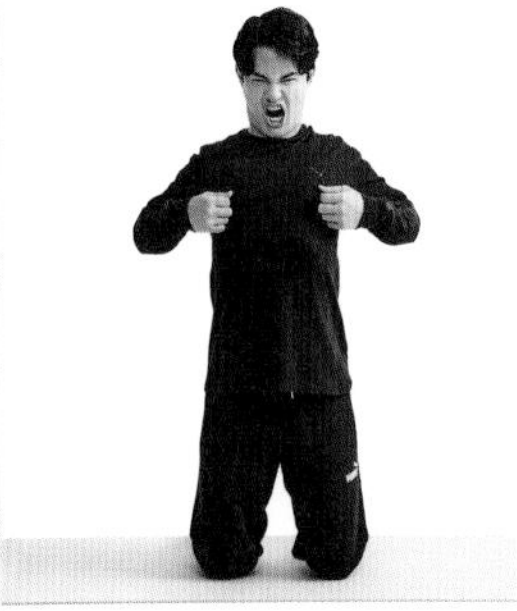

一般	子ども	シニア
5回	5回	5回

page 18

2 サル STRETCH

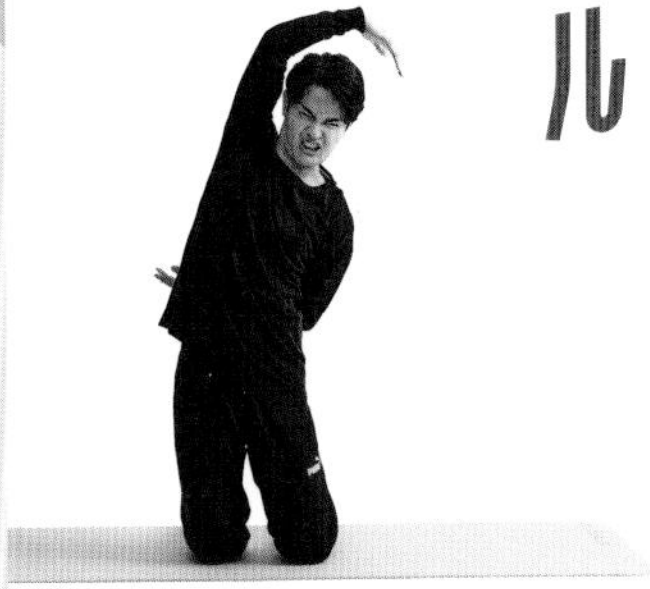

一般	子ども	シニア
6回	6回	6回

page 50

3

STRETCH

ゾウ

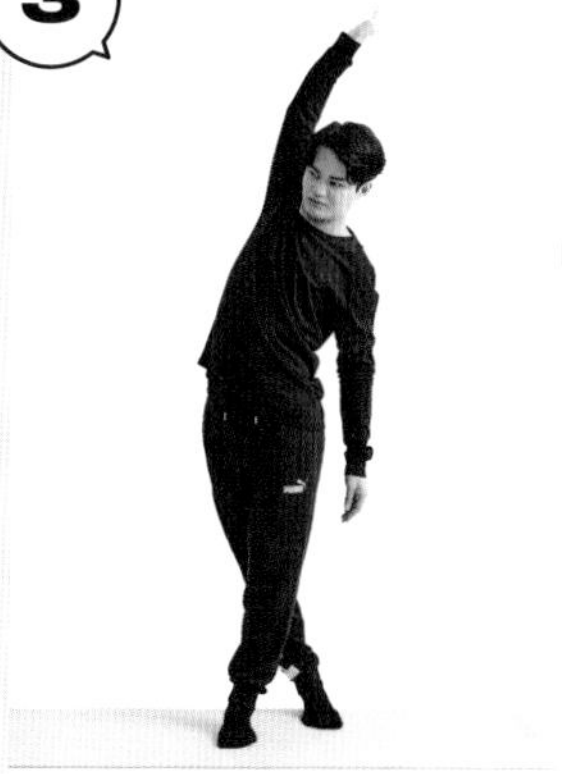

一般	子ども	シニア
6回	6回	6回

⇩
page
— 28 —

4

STRETCH

クマ

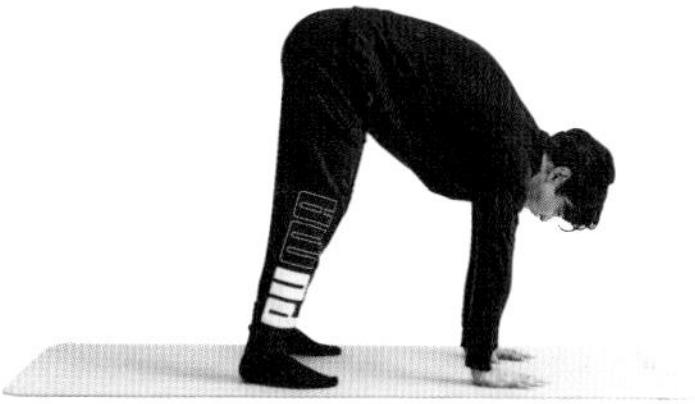

一般	子ども	シニア
3回	3回	3回

⇩
page
— 32 —

5

STRETCH

カエル

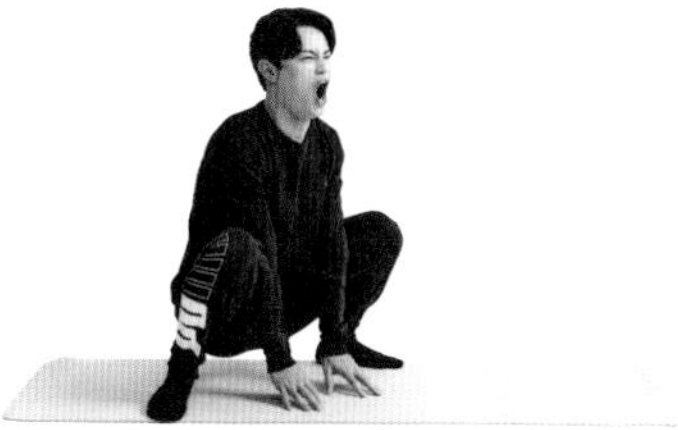

一般	子ども	シニア
3回	3回	3回

⇩
page
— 48 —

T-SENSEI ADVICE

お風呂上がりなど
体が温まっている
状態でやるとより効果的
サルやゾウなどは、
痛くなりすぎないよう
「気持ちいい」ところまで

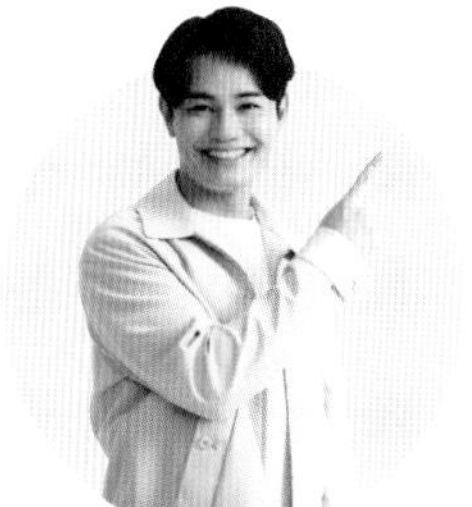

効果別メニュー

09

疲れにくい体を作りたい

日常生活は「同じ動き」が多い。座りっぱなし、立ちっぱなし……それが続くと体が固まって疲れやすくなります。ストレッチで適度に刺激を入れよう！

パスワードはP.8へ

1

STRETCH

ワニ

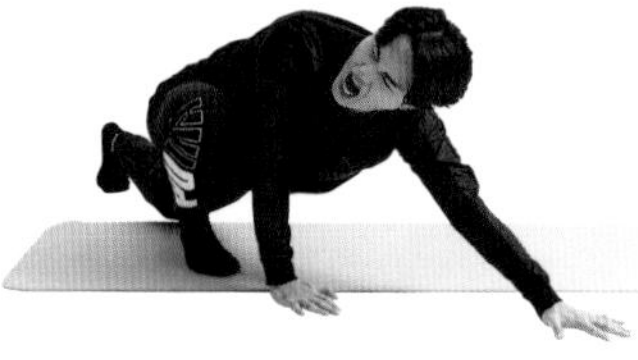

一般	子ども	シニア
6回	6回	2回

page — 22 —

2

STRETCH

アザラシ

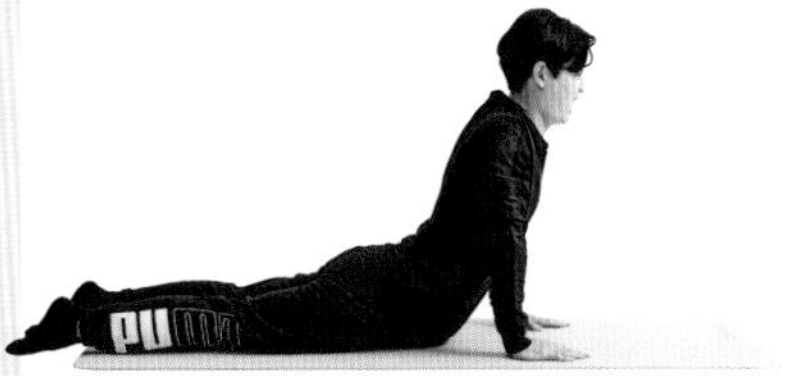

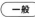

一般	子ども	シニア
3回	3回	3回

page — 44 —

5

STRETCH

カエル

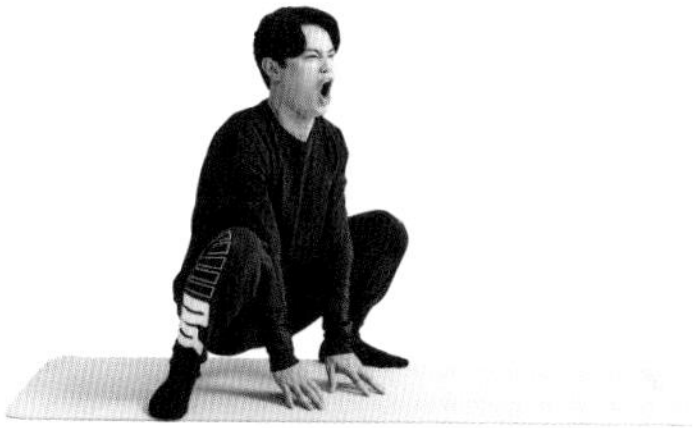

一般	子ども	シニア
3回	3回	3回

⇩
page
— 48 —

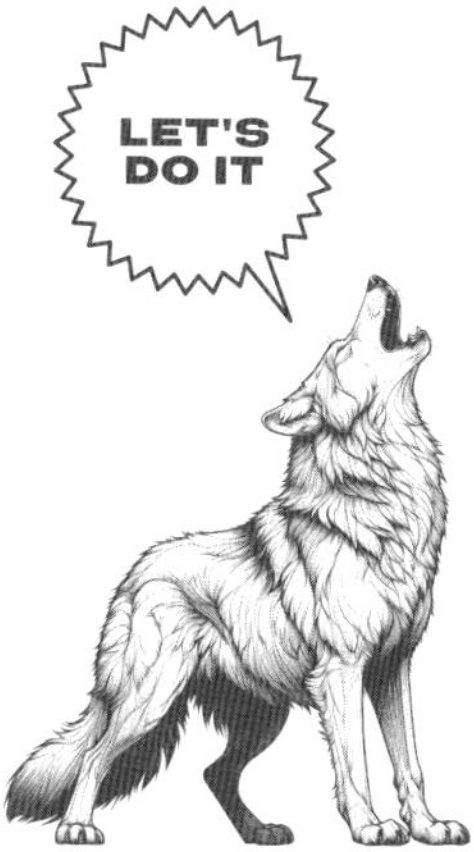

3

STRETCH

チーター

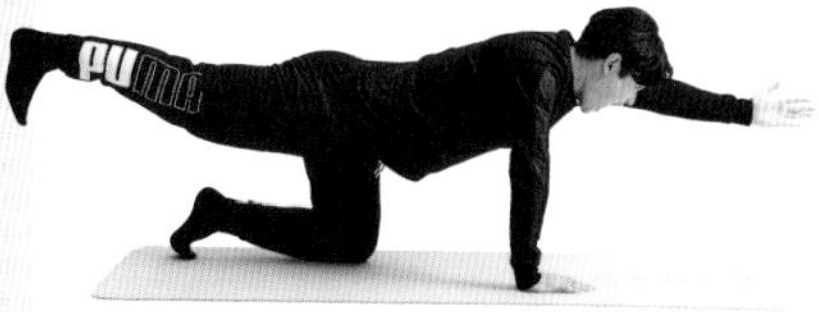

一般	子ども	シニア
6回	6回	2回

⇩
page
— 20 —

4

STRETCH

クマ

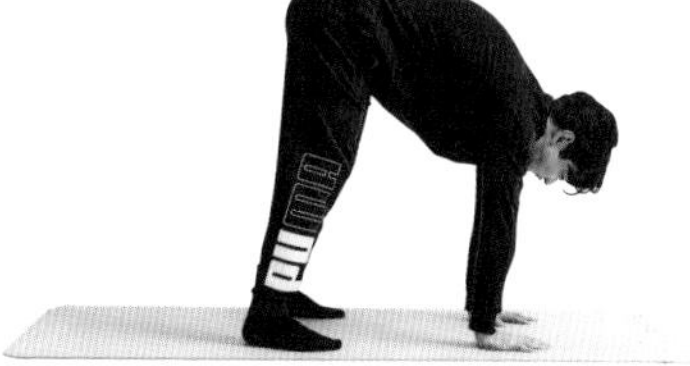

一般	子ども	シニア
3回	3回	3回

⇩
page
— 32 —

効果別メニュー

10

ケガをしにくい体にしたい

特に定期的に運動をしている人たちにおすすめ。運動前に関節をしっかりと動かして、大きな筋肉をしっかり伸ばすことで、ケガを未然に防ごう。

パスワード
はP.8へ

1

STRETCH

ワニ

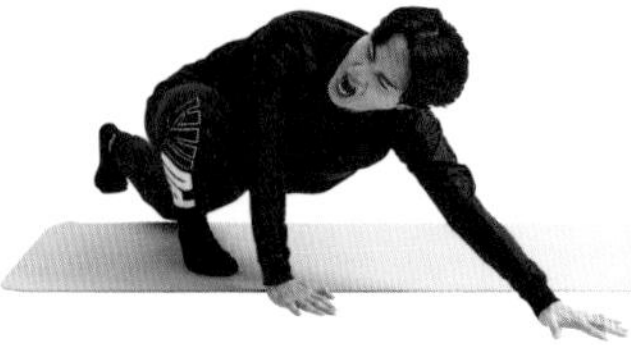

一般	子ども	シニア
6回	6回	2回

page
— 22 —

2

STRETCH

パンダ

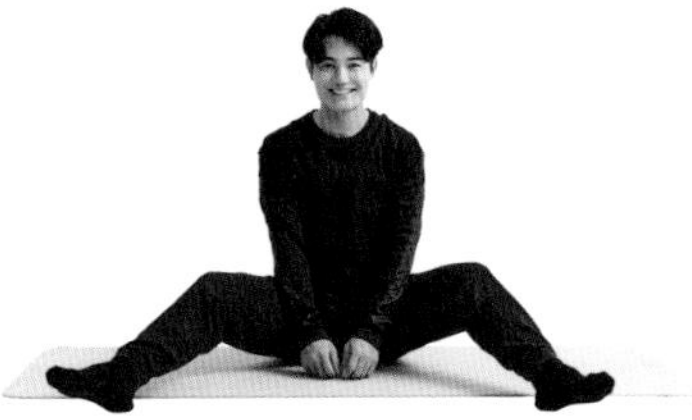

一般	子ども	シニア
6回	6回	6回

page
— 38 —

5

STRETCH

チーター

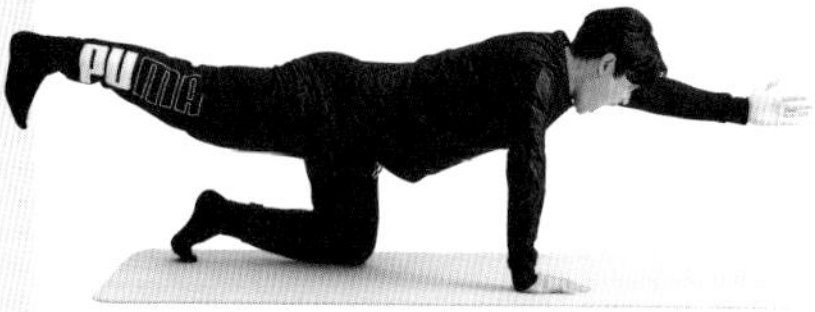

一般	子ども	シニア
6回	6回	2回

⇩
page
— 20 —

3

STRETCH

アザラシ

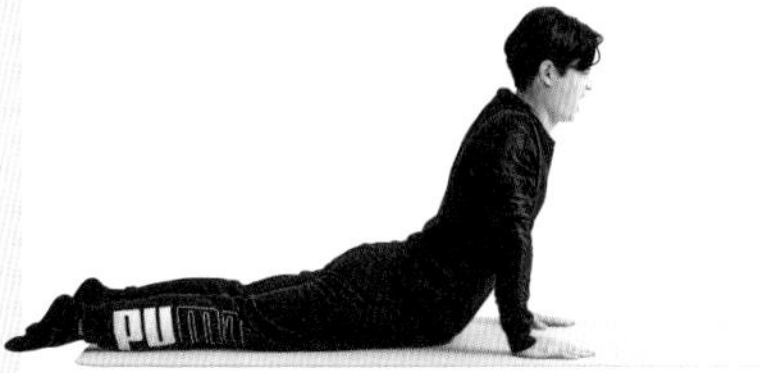

一般	子ども	シニア
3回	3回	3回

⇩
page
— 44 —

T-SENSEI ADVICE

「準備運動をしなかった
からケガをした」って
よく聞く言葉だよね
体をしっかりほぐすことは
どんな運動の前にも
とても重要なポイントだよ

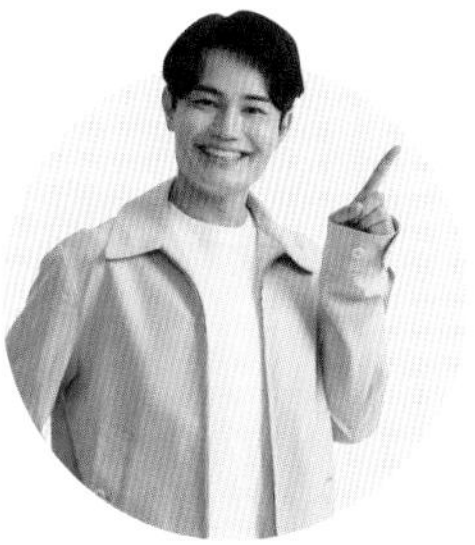

4

STRETCH

シャチ

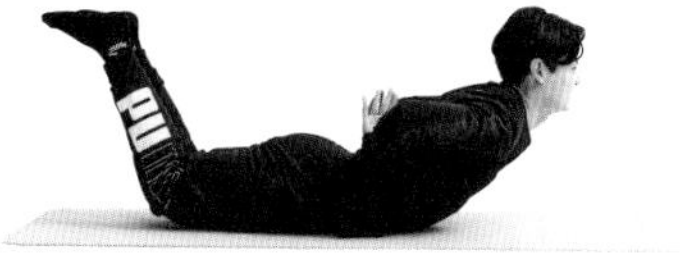

一般	子ども	シニア
5回	5回	5回

⇩
page
— 56 —

効果別メニュー

11

姿勢をよくしたい

姿勢が悪くなると、体に悪影響が出ることも多いよ。伸びる部分をしっかり意識しながら、まずは無理のない強度でゆっくり取り組んでいくことが大事。

パスワード
はP.8へ

1 ゴリラ STRETCH

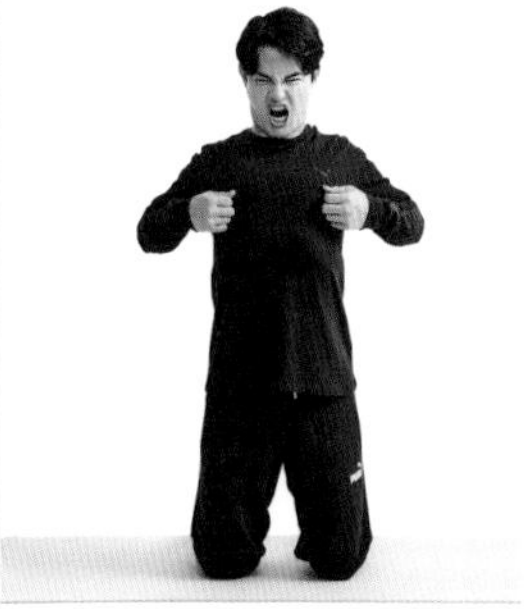

一般	子ども	シニア
5回	5回	5回

page
— 18 —

2 ワシ② STRETCH

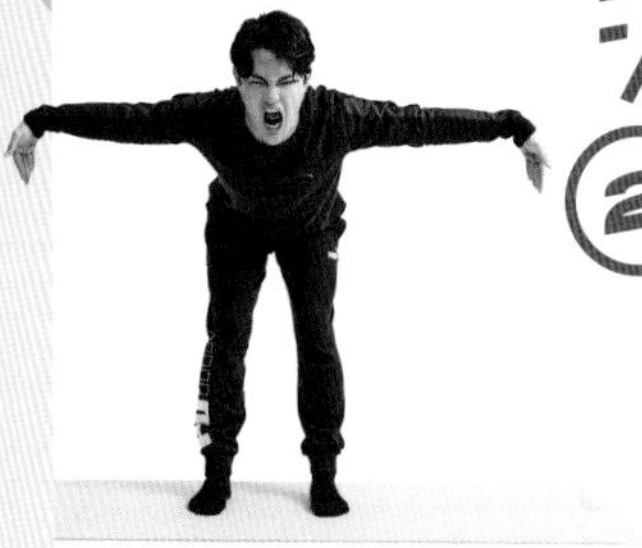

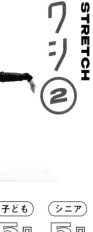

一般	子ども	シニア
5回	5回	5回

page
— 26 —

③ STRETCH オオカミ

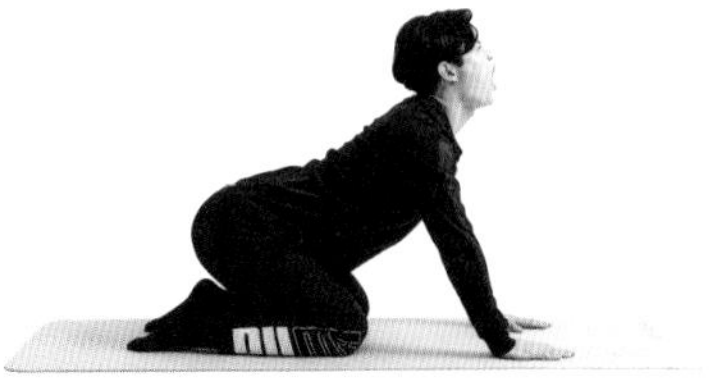

一般	子ども	シニア
3回	3回	3回

⇩
page
— 16 —

④ STRETCH チーター

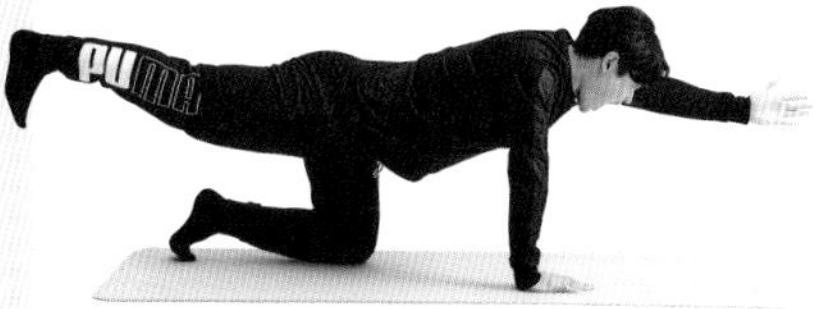

一般	子ども	シニア
6回	6回	2回

⇩
page
— 20 —

⑤ STRETCH ゾウ

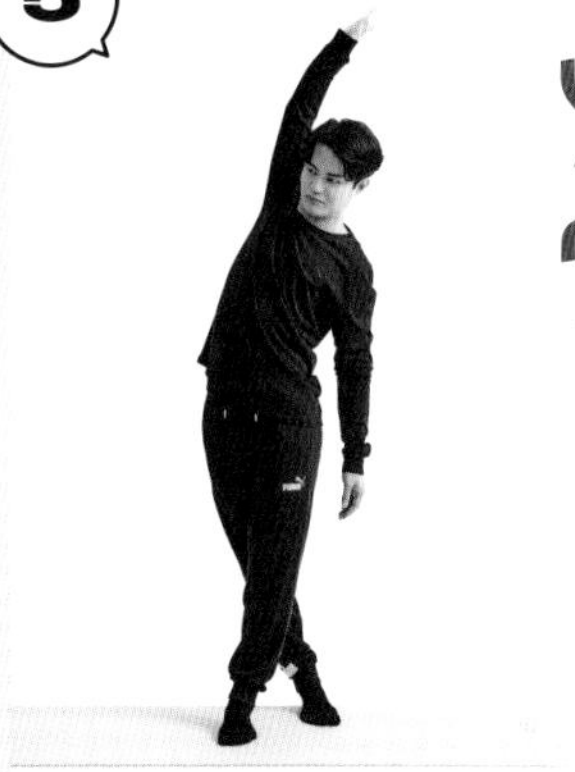

一般	子ども	シニア
6回	6回	6回

⇩
page
— 28 —

⑥ STRETCH クマ

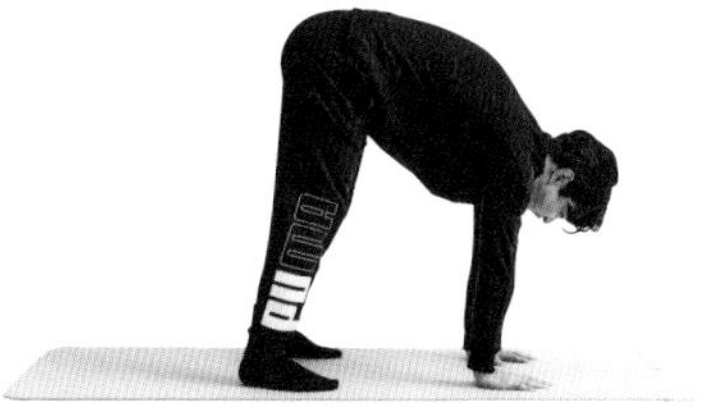

一般	子ども	シニア
3回	3回	3回

⇩
page
— 32 —

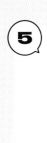

効果別メニュー 12

脚の疲れやむくみをとりたい

体のなかでももっとも多く使われるのが足。足首が硬くなったり、ふくらはぎに疲れがたまったりしやすくなる。下半身をしっかり伸ばして癒してあげよう。

パスワードはP.8へ

1 STRETCH カンガルー

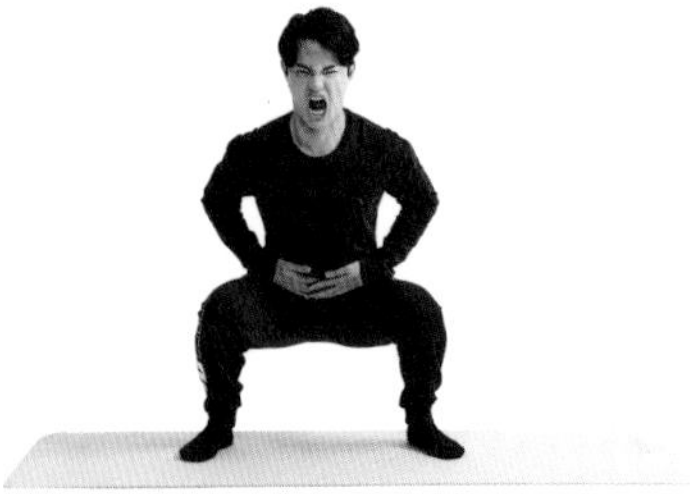

一般	子ども	シニア
5回	5回	5回

page — 40 —

2 STRETCH ペンギン

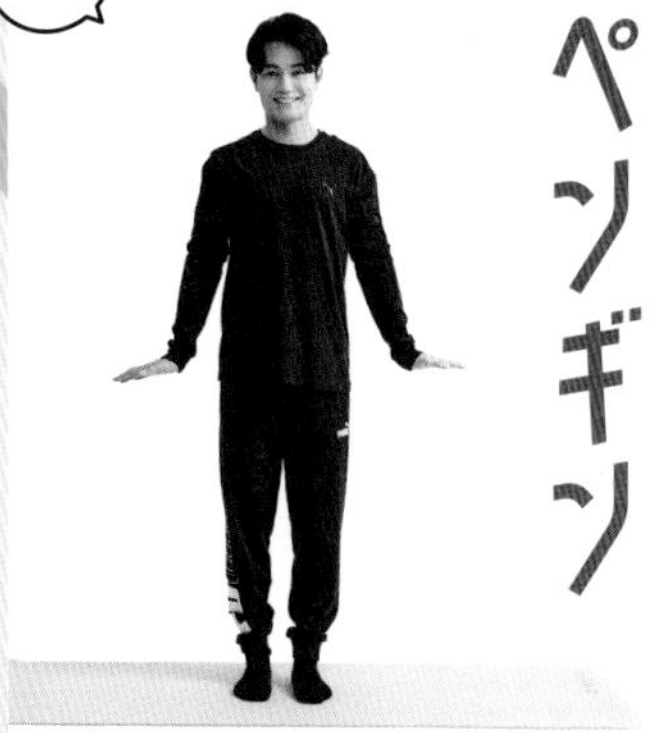

一般	子ども	シニア
6回	6回	6回

page — 42 —

5

STRETCH

ヘビ

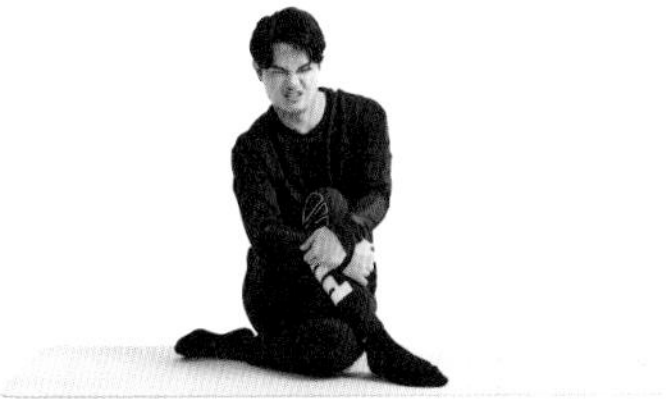

一般	子ども	シニア
3回	3回	3回

⇩
page
— 36 —

3

STRETCH

ダチョウ

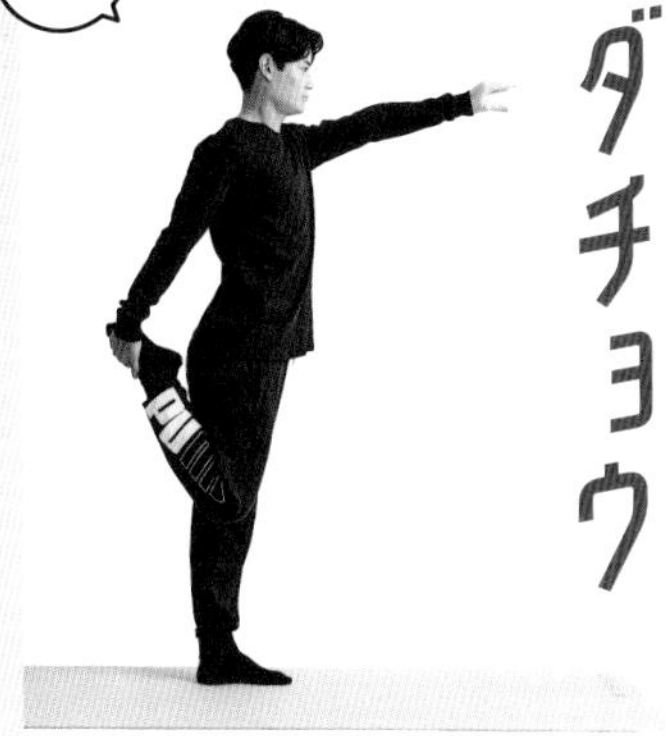

一般	子ども	シニア
4回	4回	4回

⇩
page
— 52 —

T-SENSEI ADVICE

カンガルーの動きで大きな
太ももの筋肉を縮めたあと、
呼吸に注意しながら
ダチョウやヘビの動きで
筋肉をしっかり伸ばして
血液の流れをよくするよ

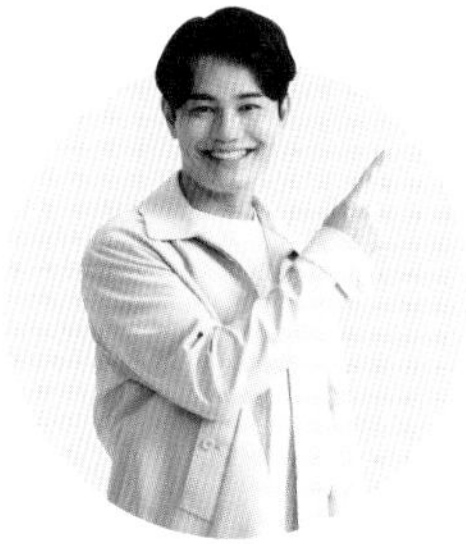

4

STRETCH

アルマジロ

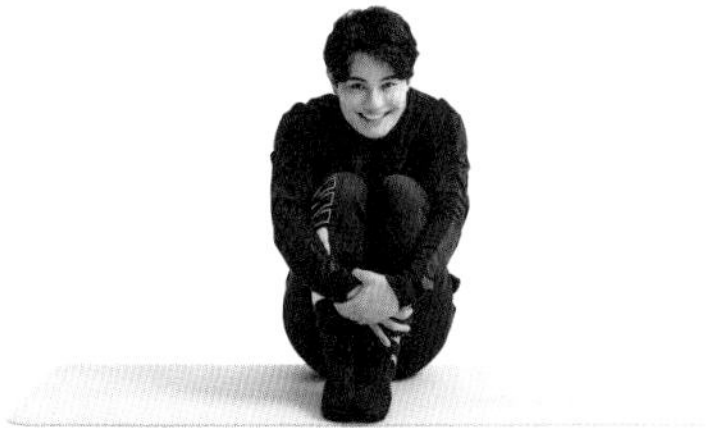

一般	子ども	シニア
10秒	10秒	10秒

⇩
page
— 60 —

効果別メニュー 13

肩こりを解消したい

もっとも多い体の悩みのひとつが「肩こり」。長時間のデスクワークや家事、歳を重ねて狭くなってしまう可動域など原因はさまざま。日頃の対策で解消できるよ。

パスワードはP.8へ

① ゴリラ STRETCH

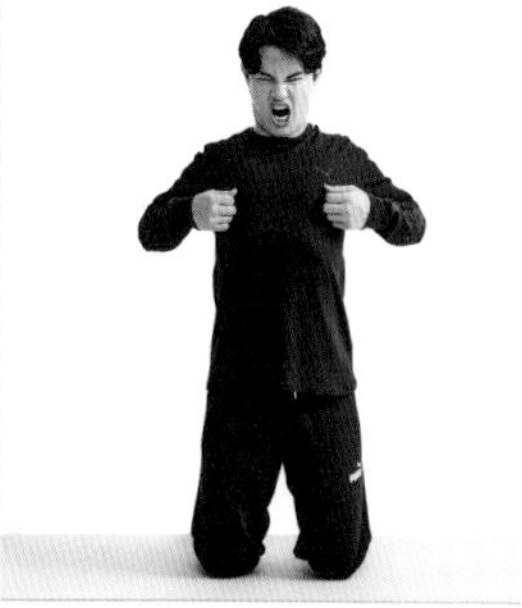

一般	子ども	シニア
5回	5回	5回

page 18

② ワシ① STRETCH

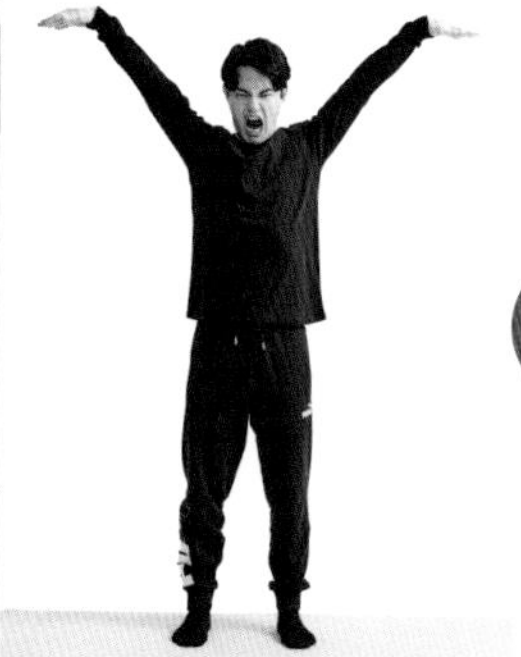

一般	子ども	シニア
5回	5回	5回

page 24

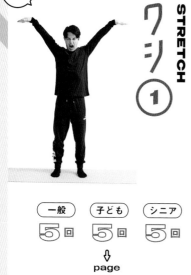

3

STRETCH ヘラジカ

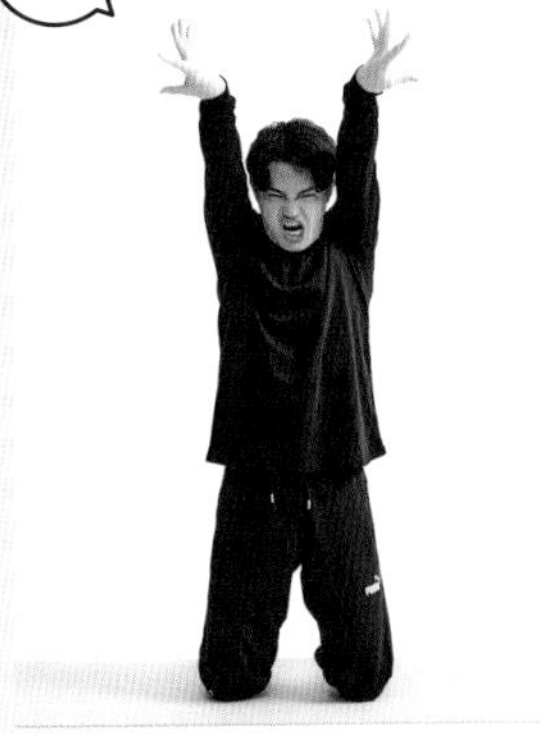

一般	子ども	シニア
5回	5回	5回

⇩
page
— 46 —

4

STRETCH サイ

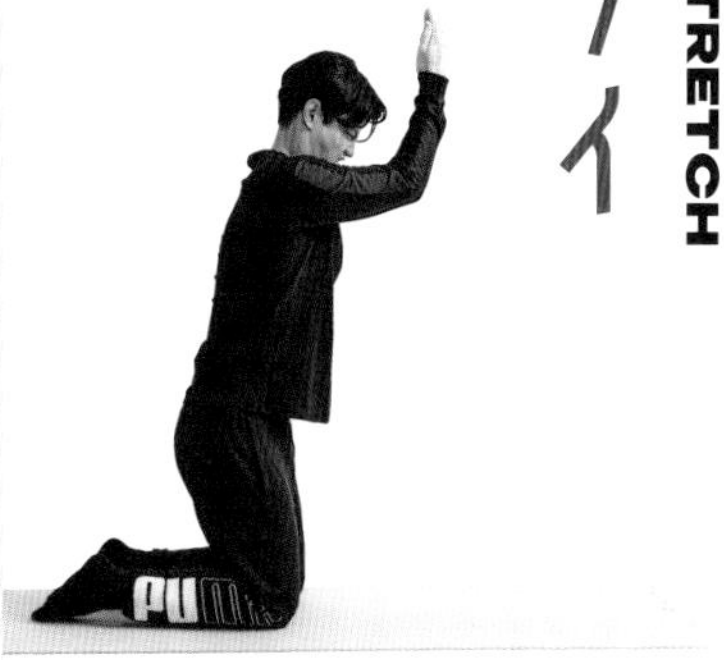

一般	子ども	シニア
5回	5回	5回

⇩
page
— 54 —

5

STRETCH キョウリュウ

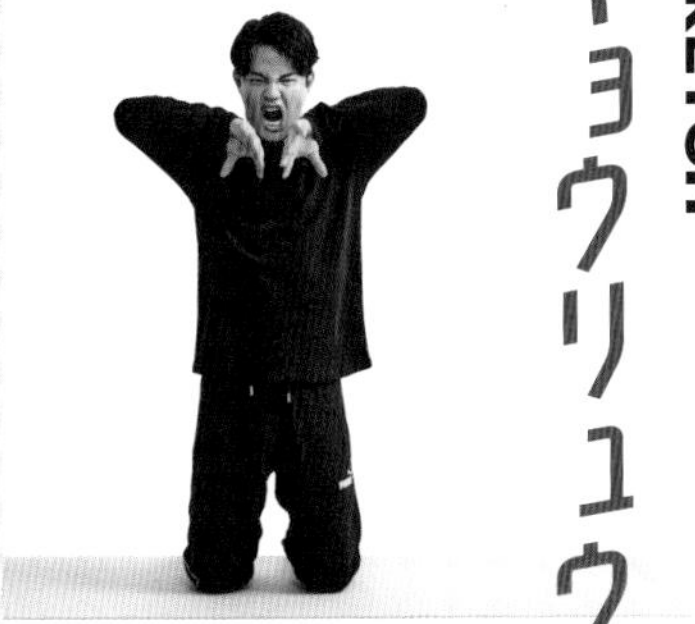

一般	子ども	シニア
5回	5回	5回

⇩
page
— 62 —

T-SENSEI ADVICE

肩こりは筋肉の緊張や
可動域が狭くなることなど
いろいろな原因があるよ
背中を中心とした
ストレッチでしっかり
予防&解消を目指そう!

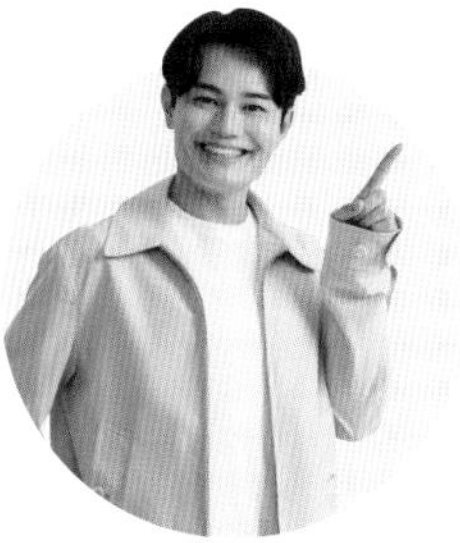

効果別メニュー 14

腰痛・膝関節の痛みを解消したい

腰や関節の痛みは加齢によって大きくなる。他にも、疲労や同じ姿勢を続けることで発症することも。そんなときはインナーマッスルを動かすストレッチがおすすめ！

パスワードはP.8へ

1 STRETCH パンダ

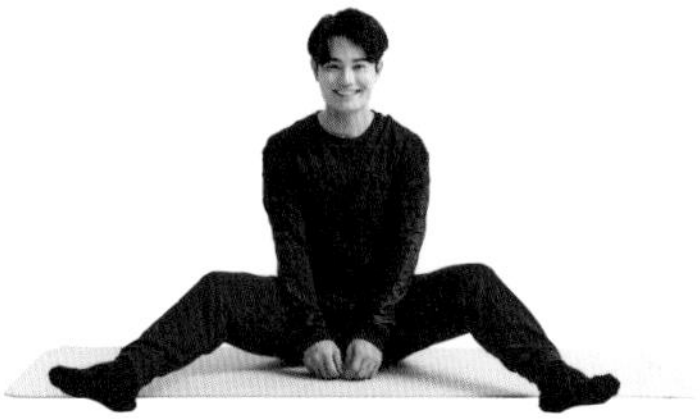

一般	子ども	シニア
6回	6回	6回

page — 38 —

2 STRETCH ゾウ

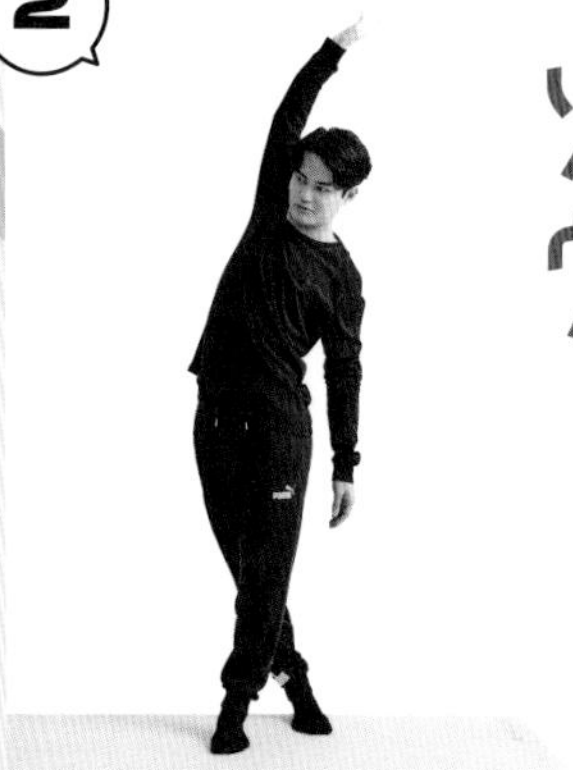

一般	子ども	シニア
6回	6回	6回

page — 28 —

⑤ STRETCH
ヘビ

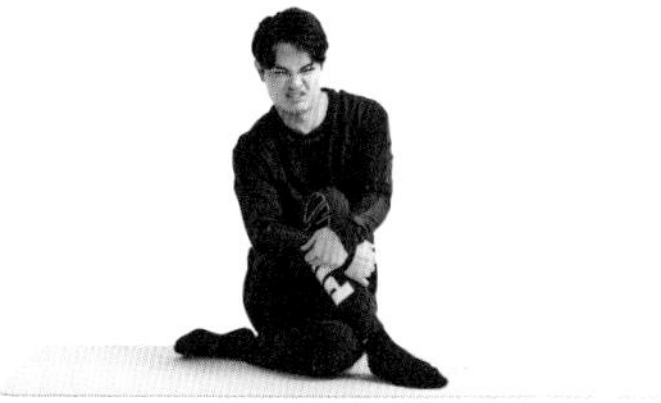

一般	子ども	シニア
3回	3回	3回

⇩
page
— 36 —

③ STRETCH
ペンギン

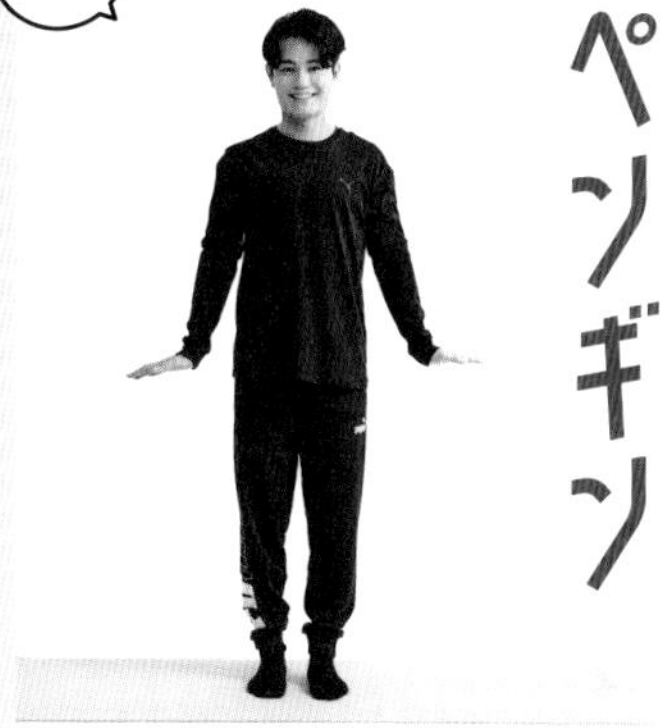

一般	子ども	シニア
6回	6回	6回

⇩
page
— 42 —

T-SENSEI ADVICE

腹筋の横あたりにある
インナーマッスルや
背中とお尻の筋肉を適度に
刺激することが効果的
でも、痛みが強いなどの
場合はお医者さんに！

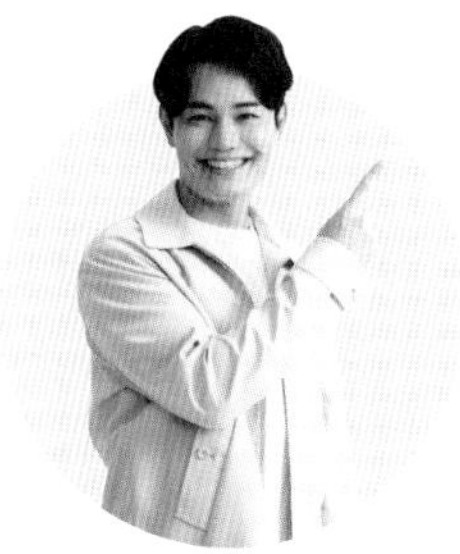

④ STRETCH
アルマジロ

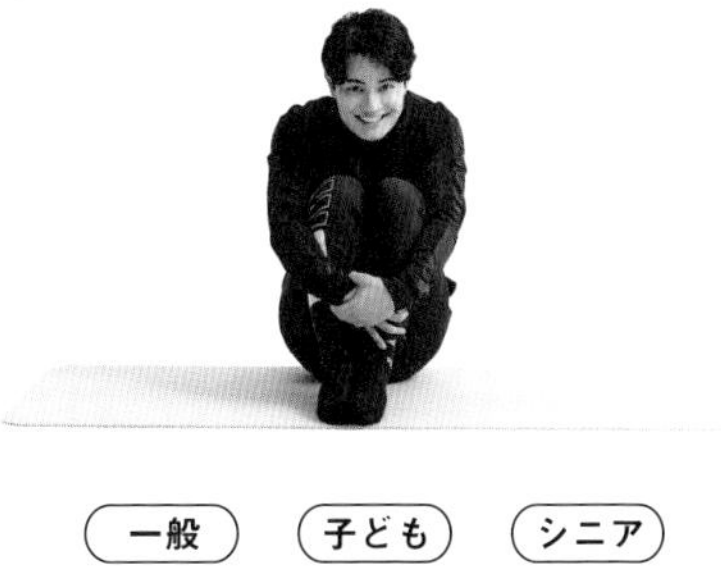

一般	子ども	シニア
10秒	10秒	10秒

⇩
page
— 60 —

効果別メニュー

15

健康的に痩せる体を手に入れたい

過度なトレーニングや食事制限はつらいもの。それだけじゃ健康的とはいえない。猛獣ストレッチで継続的に、ちょっとずつでもいいから体に刺激を与えていこう。

パスワードはP.8へ

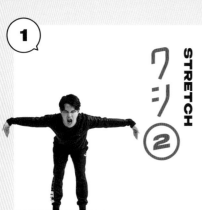

① STRETCH ワシ②

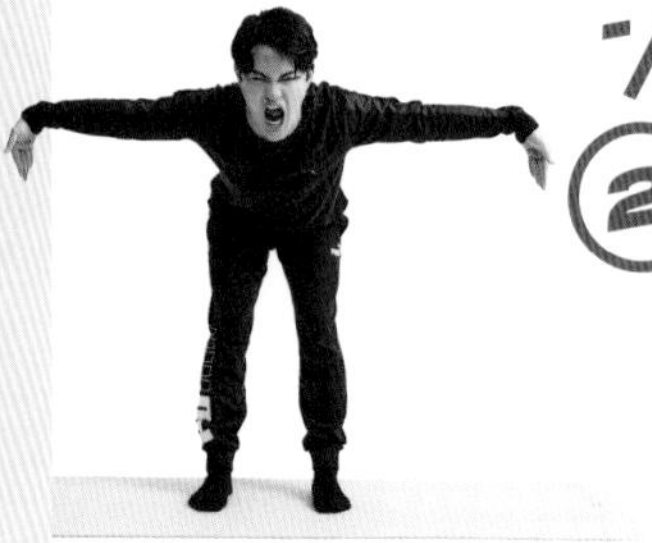

一般	子ども	シニア
5回	5回	5回

page — 26 —

② STRETCH オオカミ

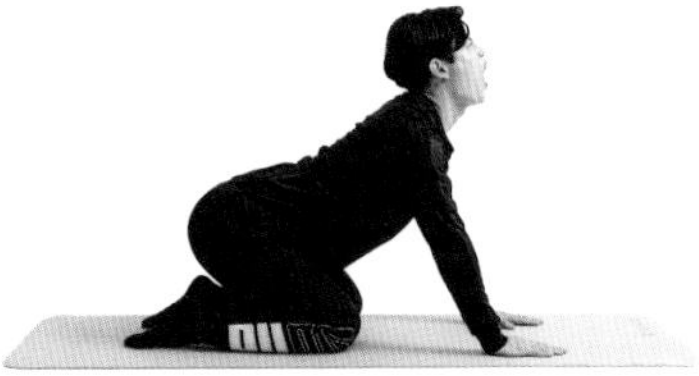

一般	子ども	シニア
3回	3回	3回

page — 16 —

5

STRETCH

ライオン

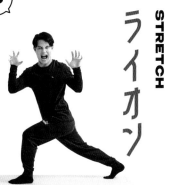

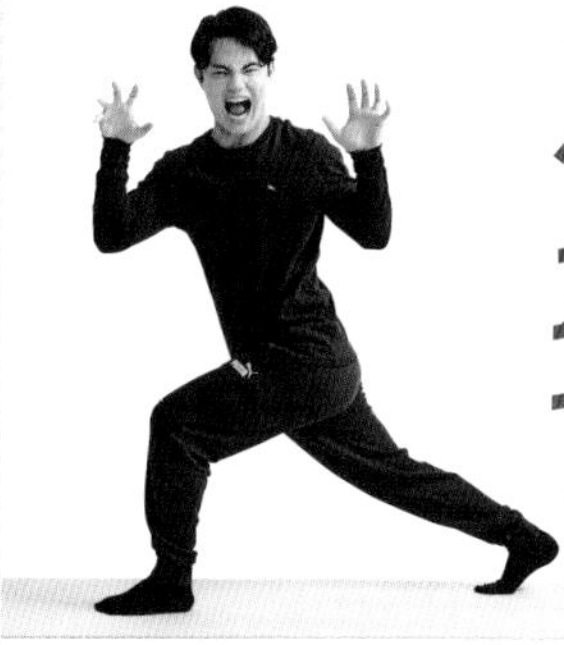

一般	子ども	シニア
6回	6回	6回

⇩
page
— 30 —

T-SENSEI ADVICE

特に短くてやりやすい
ものを中心にチョイス
できるだけ継続的に行う
ことが一番の近道
毎日、続けてみよう!

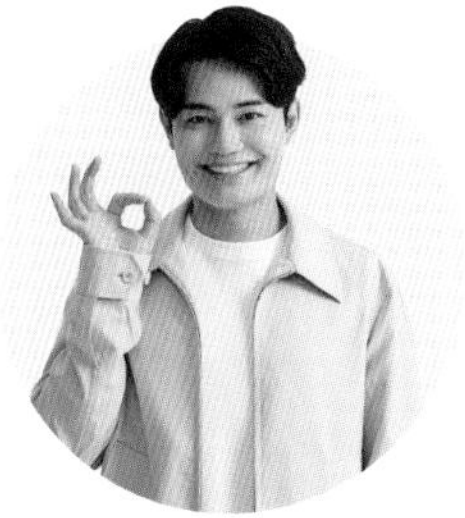

3

STRETCH

シャチ

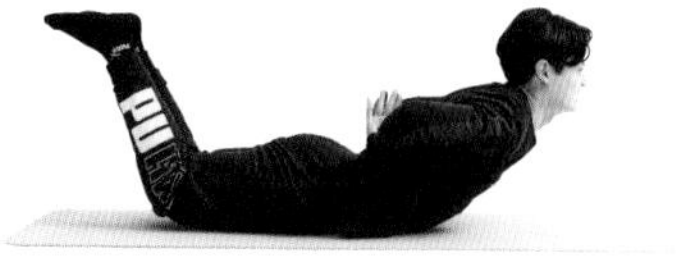

一般	子ども	シニア
5回	5回	5回

⇩
page
— 56 —

4

STRETCH

カエル

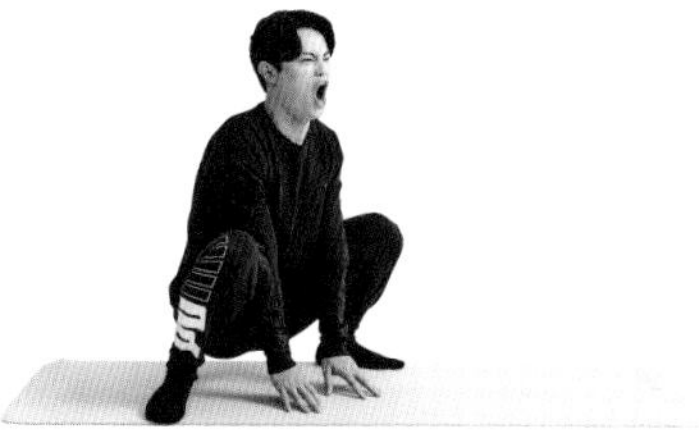

一般	子ども	シニア
3回	3回	3回

⇩
page
— 48 —

みんなでやってみよう!

LET'S DO IT TOGETHER!

子ども、お母さん、おばあちゃんの三世代で、猛獣ストレッチに挑戦!
ワンポイントアドバイスに気をつけて、やってみよう。

いつまでも
健康でいたい
おばあちゃん(60)

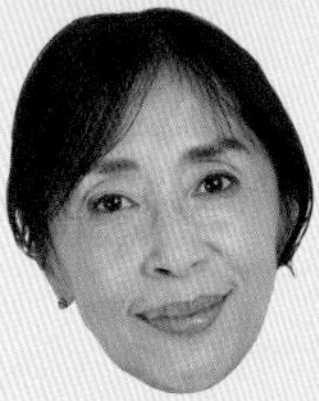

元気いっぱい!
体を動かしたい
子ども(5)

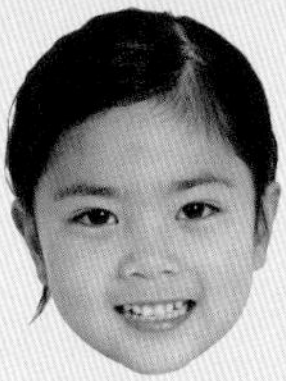

毎日大忙し!
ちょっと疲れが
溜まっているママ(38)

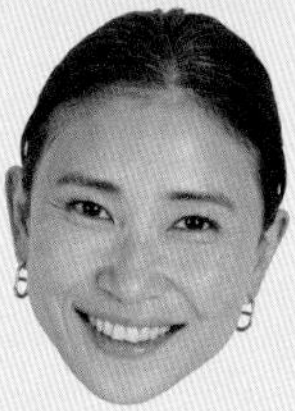

LET'S DO IT_01

ペンギン

page 42

足をそろえて立って、
真っすぐおじぎしよう

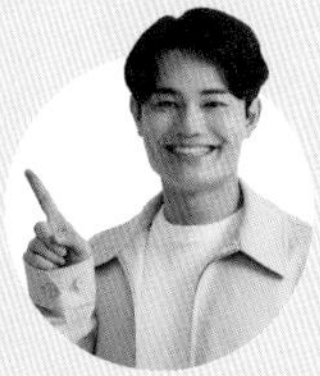

カンタンにできた!

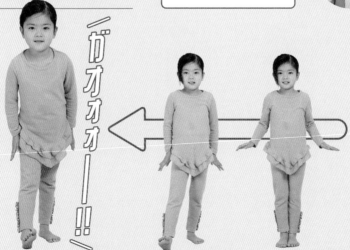

ガオオオー!!

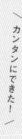

LET'S DO IT_02

ダチョウ

page 52

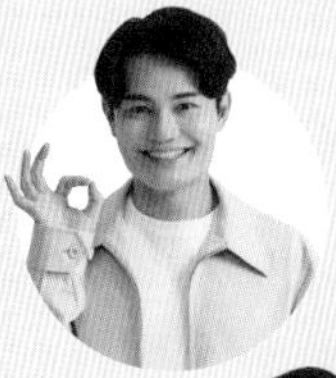
片足立ちが
難しいときは、
壁に手をついてもOK

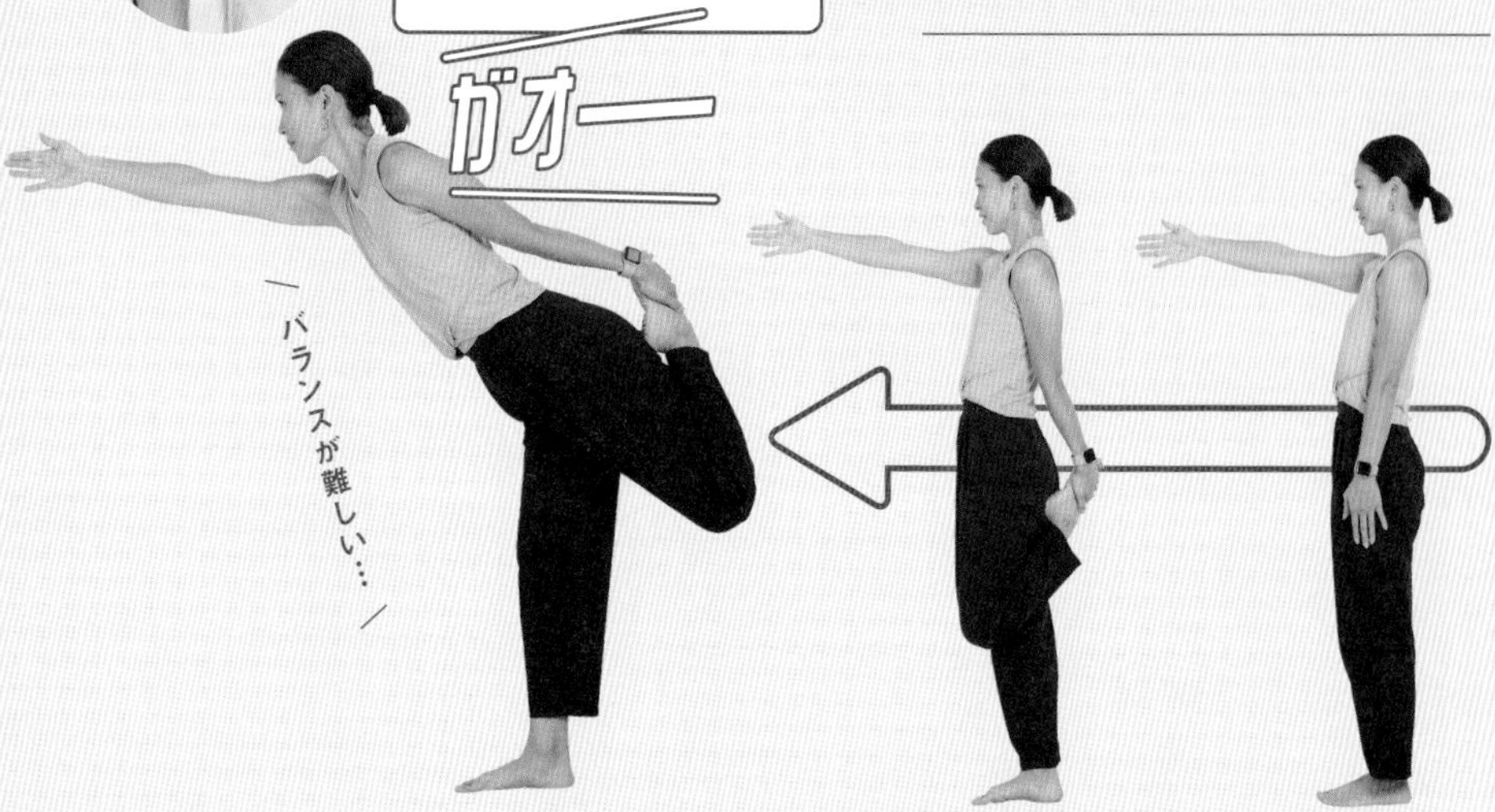
ガオー
バランスが難しい…

LET'S DO IT_03

パンダ

page 38

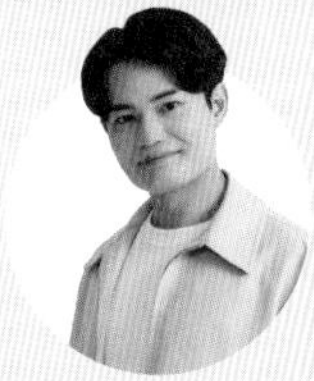
足は開くところまでで
大丈夫！
できる範囲で
肘と膝を近づけよう

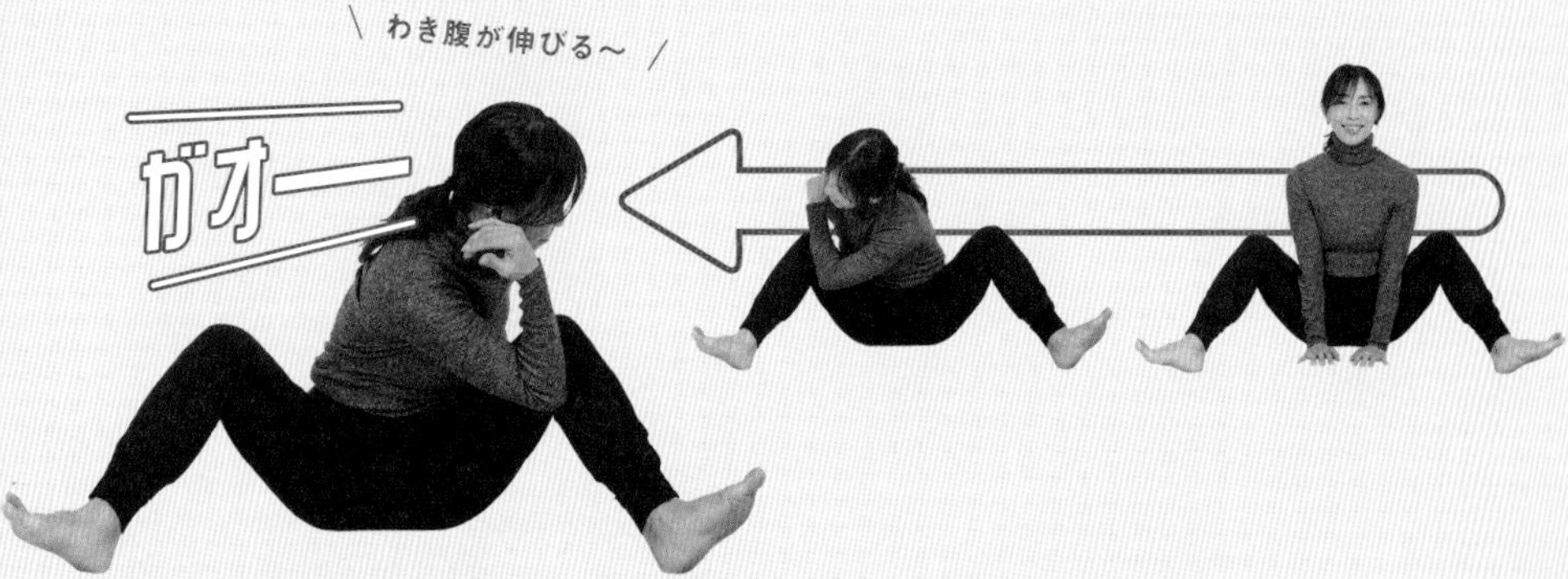
わき腹が伸びる～
ガオー

LET'S DO IT_04

カンガルー

page 40

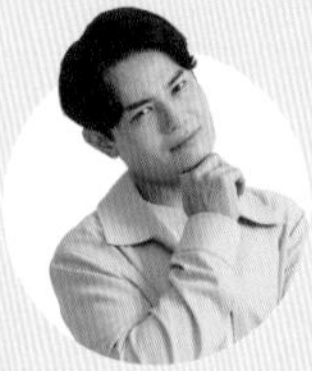

膝を曲げながら、
下を向かずに
前を見て!

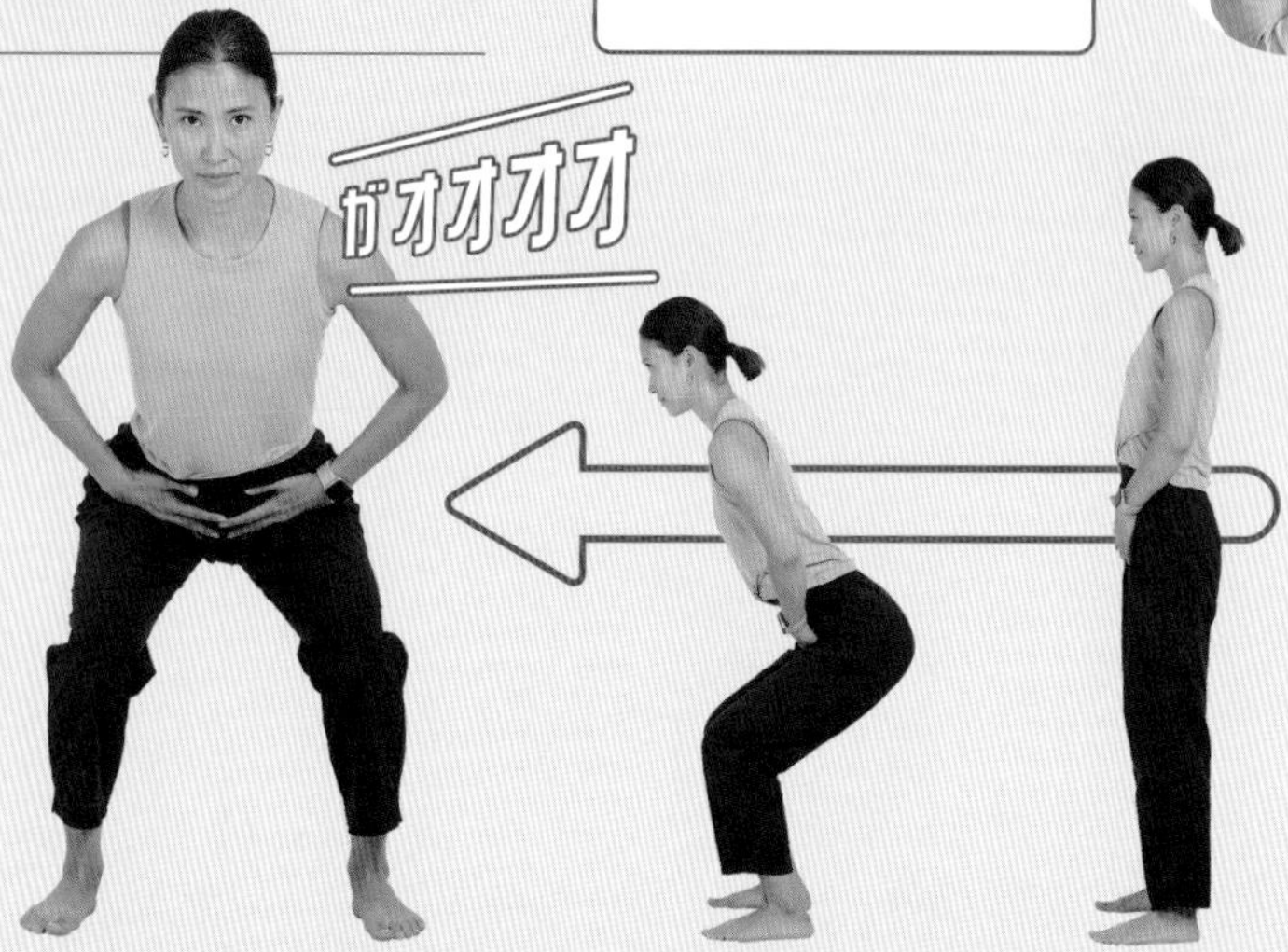

お腹にも効いてる〜!

LET'S DO IT_05

サイ

page 54

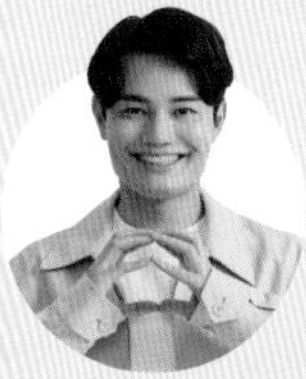

両肘がつかなければ
開いてもOK!
手の側面だけ
くっつけてね

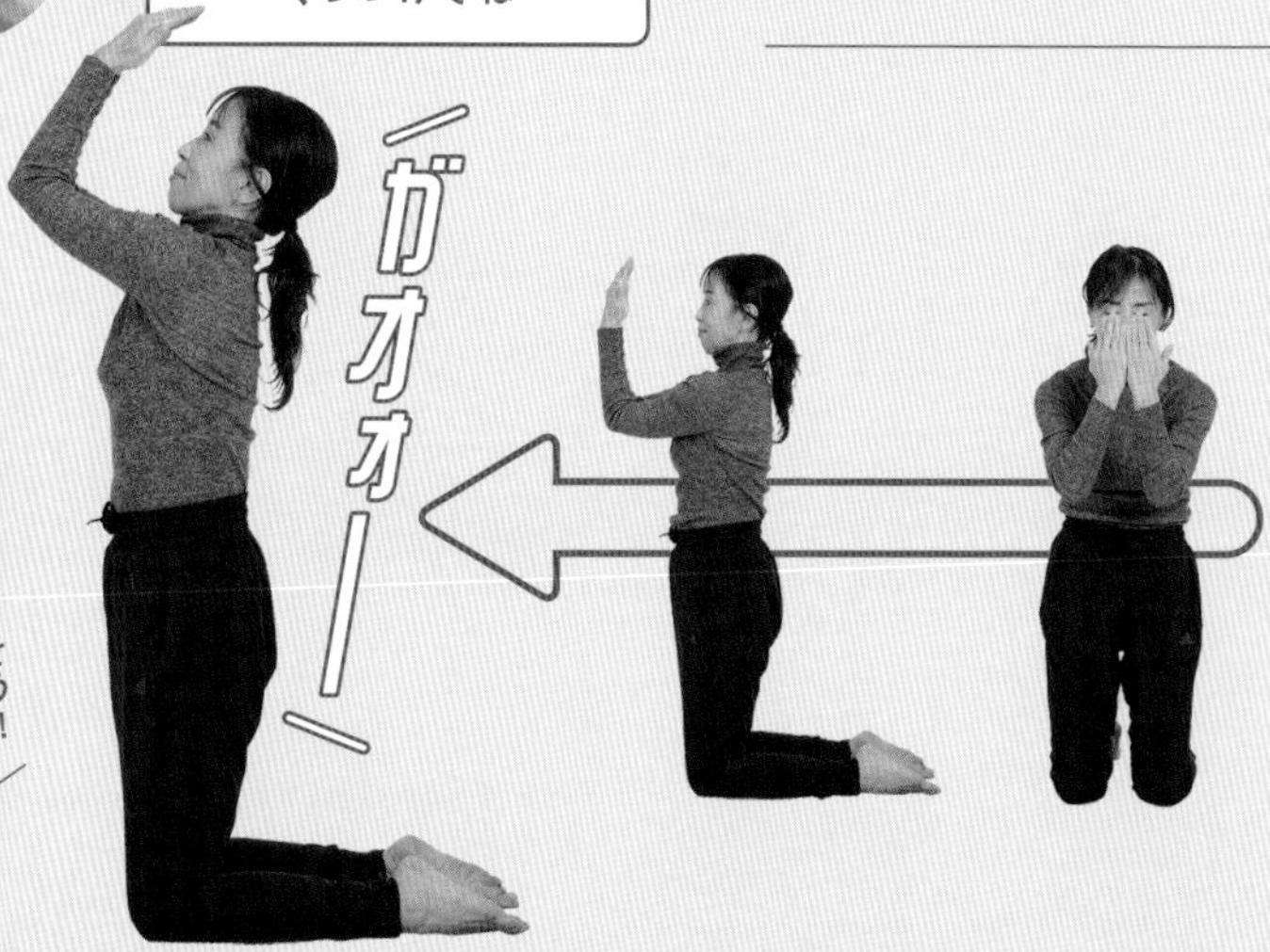

肩こりが軽くなりそう!

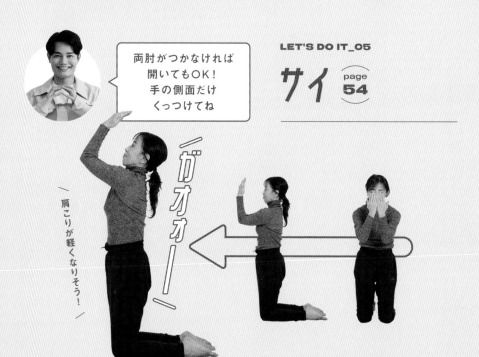

LET'S DO IT_06

アザラシ

page 44

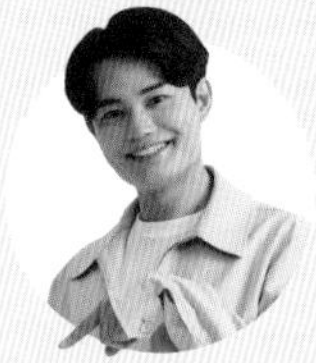

両腕が
曲がらないように、
真っすぐ伸ばしてね

お腹が伸びて気持ちいいね

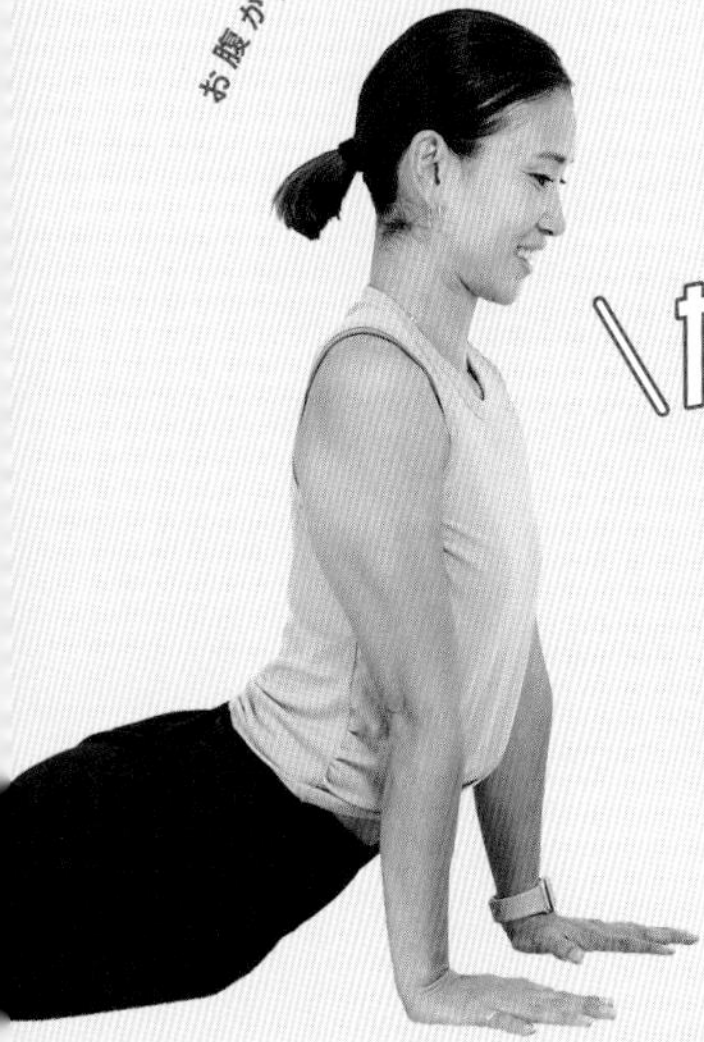

\ガオー!!/

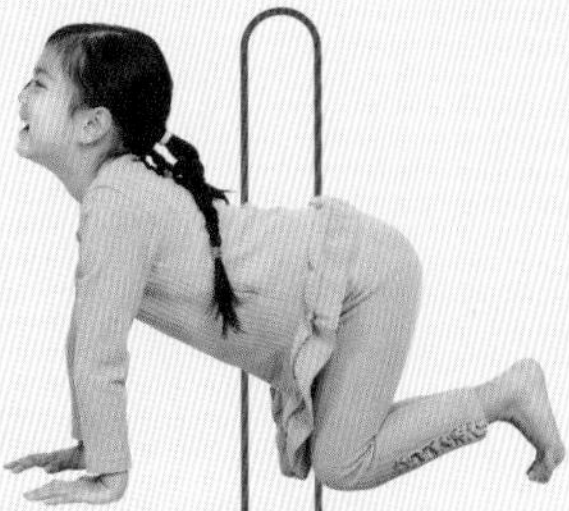

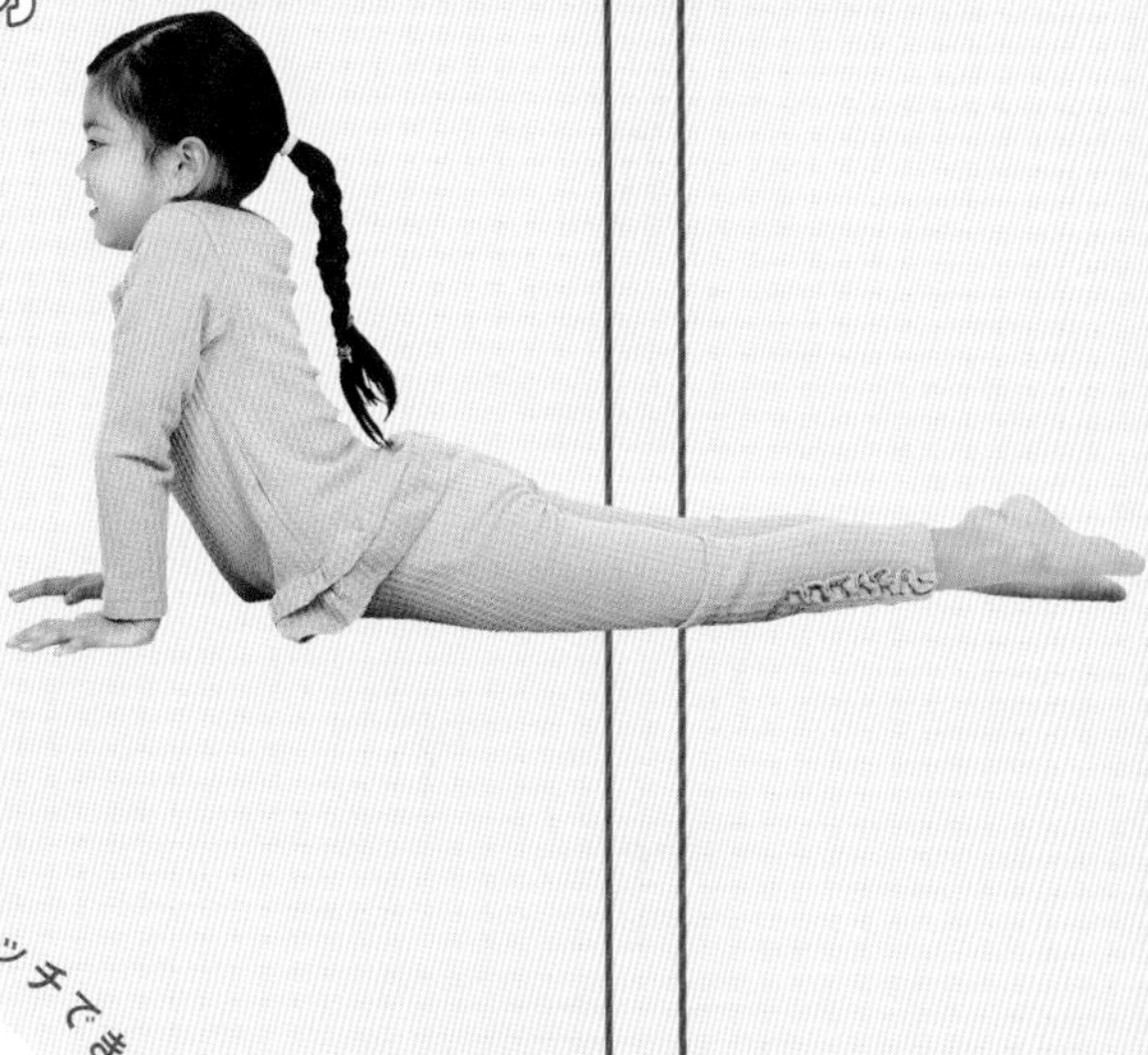

みんなでストレッチできた！

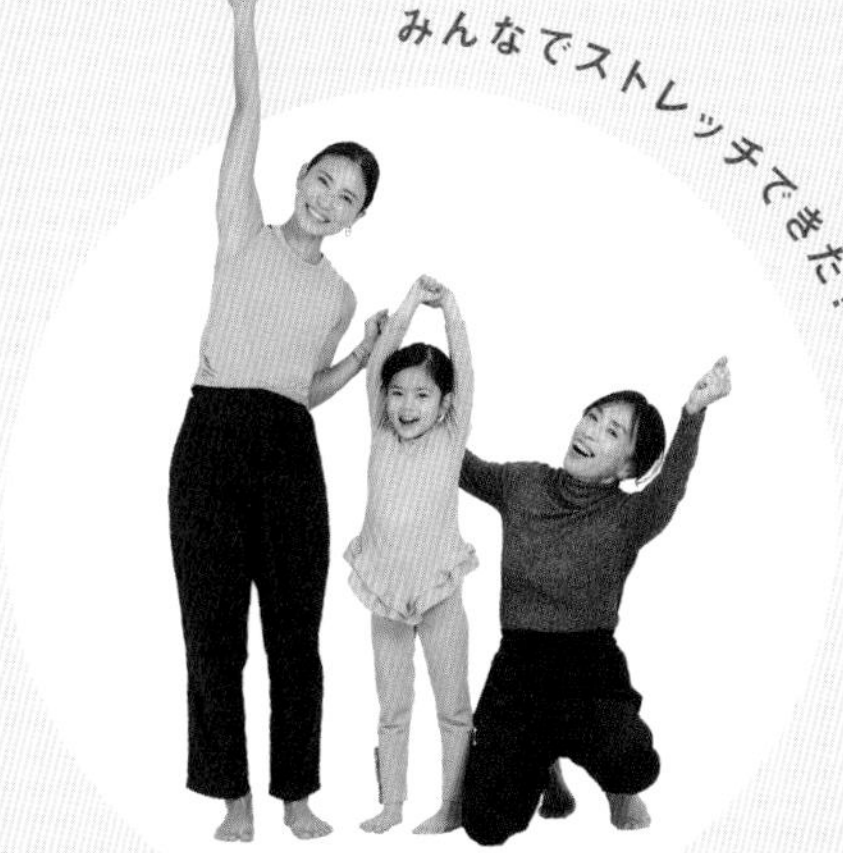

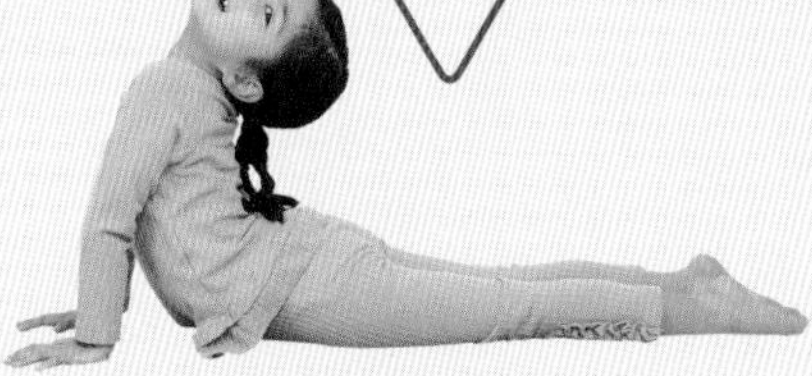

／もっと伸びるよ！＼

CONCLUSION

おわりに

「ガオー！」と猛獣ストレッチ、いかがでしたか。

どんなことだって楽しくできることはすごく大事です。

子どもから大人、おじいちゃん、おばあちゃんまで。簡単なメニューだからこそ、楽しく取り組んでもらえたらうれしいです。

続けるだけで明日が変わって、一年後も、先の未来も元気に過ごせます！

てぃ先生

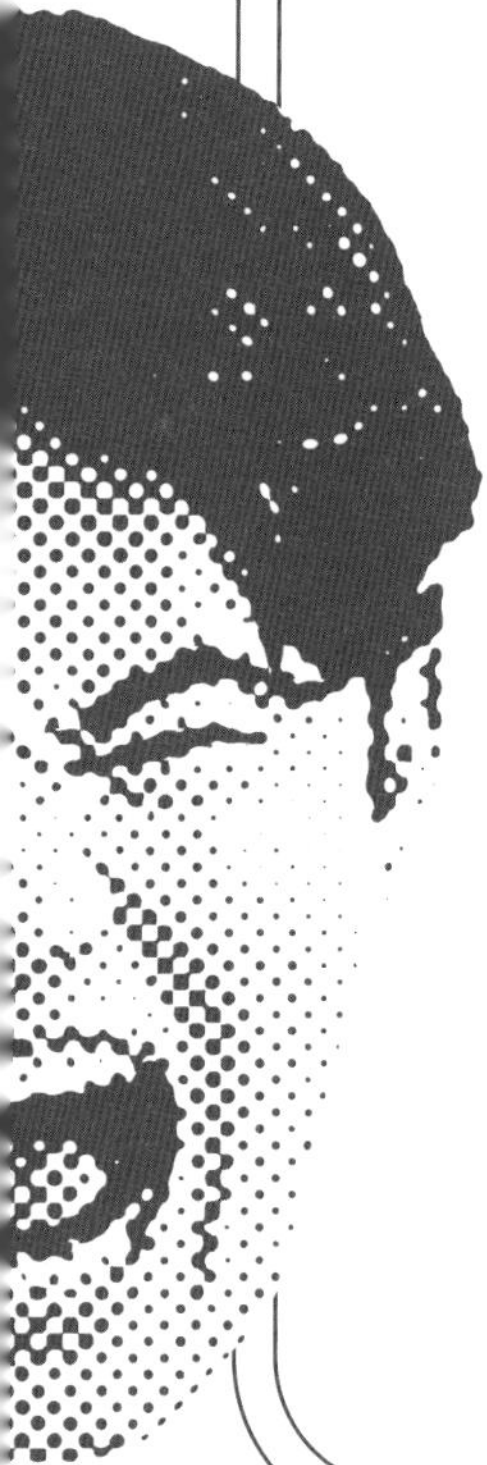

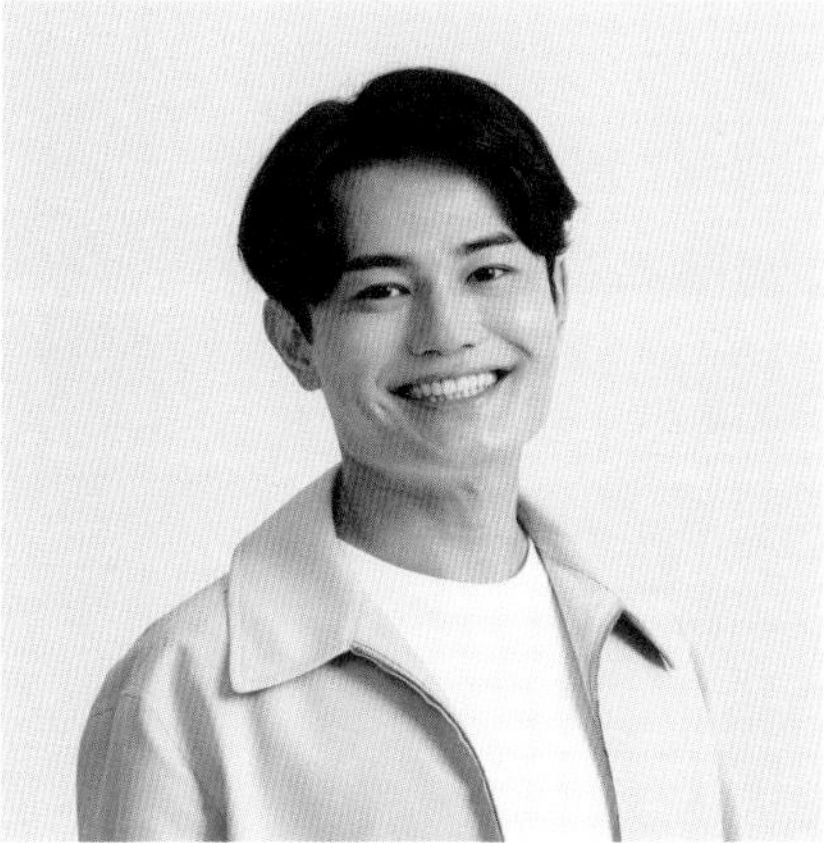

てぃ先生

T-SENSEI

現役の保育士でありながら、SNSの総フォロワー数が180万人を超えるインフルエンサーとして活躍。保育士としては日本一のフォロワー数である。その超具体的な育児法は斬新なアイディアに溢れていて、世のママパパから圧倒的な支持を得ている。テレビをはじめとする数多くのメディアにも出演し、「いま一番相談したい保育士」「カリスマ保育士」と紹介されている。著書は累計70万部を突破し、2022年の育児本カテゴリでは1位と2位を独占するという快挙を達成。全国での講演活動は年間50本以上で、他園で保育内容へのアドバイスを行う「顧問保育士」の創設と就任など、保育士の活躍分野を広げる取り組みにも積極的に参加している。ちなみに、名前の読み方は「T」先生。

ガオ

1メニュー1分、
猛獣《もうじゅう》ストレッチ

著者　てぃ先生《せんせい》

2024年2月20日　初版第一版発行

発行人　菅原聡
発行　株式会社日本ビジネスプレス
〒105-0021
東京都港区東新橋2丁目4-1
サンマリーノ汐留6階
電話　03-5577-4364

発売　株式会社ワニブックス
〒150-8482
東京都渋谷区恵比寿4-4-9
えびす大黒ビル
電話　03-5449-2711

印刷・製本所　近代美術株式会社
DTP　株式会社三協美術

 ISBN 978-4-8470-7387-8　C0077